家政服务从业人员技能培训系列教材

MUYING HULI YUAN
(ZHONGJI JINENG)

母婴护理员

（中级技能）

寿佩勤 ◎主审

俞铮铮　赵风霞 ◎主编

刘志杏　马腹婵　徐小萍 ◎副主编

ZHEJIANG UNIVERSITY PRESS
浙江大学出版社

图书在版编目（CIP）数据

母婴护理员：中级技能 / 俞铮铮，赵风霞主编. —杭州：
浙江大学出版社，2017.6
ISBN 978-7-308-16630-0

Ⅰ.①母… Ⅱ.①俞… ②赵… Ⅲ.①产褥期－护理
－技术培训－教材②新生儿－护理－技术培训－教材
Ⅳ.①R714.61②R174

中国版本图书馆 CIP 数据核字（2017）第 012966 号

母婴护理员(中级技能)

主　编　俞铮铮　赵风霞

责任编辑　王　波

责任校对　杨利军　高士吟

封面设计　春天书装

出版发行　浙江大学出版社
　　　　　（杭州市天目山路 148 号　邮政编码 310007）
　　　　　（网址：http://www.zjupress.com）

排　　版　杭州好友排版工作室

印　　刷　杭州钱江彩色印务有限公司

开　　本　787mm×1092mm　1/16

印　　张　7.25

字　　数　159 千

版 印 次　2017 年 6 月第 1 版　2017 年 6 月第 1 次印刷

书　　号　ISBN 978-7-308-16630-0

定　　价　22.00 元

浙江大学出版社发行中心联系方式：（0571）88925591；http://zjdxcbs.tmall.com

母婴护理员
（中级技能）

主　审　寿佩勤

主　编　俞铮铮　赵风霞

副主编　刘志杏　马腹婵　徐小萍

编　者　（以姓氏笔画为序）

马腹婵（宁波卫生职业技术学院）

刘志杏（宁波卫生职业技术学院）

吴珊珊（宁波卫生职业技术学院）

金幸美（宁波卫生职业技术学院）

周唯红（宁波大学医学院附属医院）

赵风霞（宁波卫生职业技术学院）

俞铮铮（宁波卫生职业技术学院）

姚慧娇（宁波卫生职业技术学院）

骆海燕（宁波卫生职业技术学院）

徐小萍（宁波卫生职业技术学院）

前　言

为推动母婴护理员职业培训和职业技能鉴定工作的开展,在母婴护理员从业人员中推行宁波职业资格证书制度,宁波市贸易局、宁波卫生职业技术学院在完成《宁波市职业技能标准——母婴护理员》(以下简称《标准》)制订工作的基础上,组织专家及其他相关人员,编写了母婴护理员宁波市职业资格培训系列教材。

母婴护理员宁波市职业资格培训系列教材根据《标准》要求,内容上突出"以职业活动为导向、以职业能力为核心"的指导思想,体现职业资格培训特色;结构上针对母婴护理员职业活动领域分级别编写。

母婴护理员宁波市职业资格培训系列教材包括《母婴护理员(基础知识)》《母婴护理员(初级技能)》《母婴护理员(中级技能)》《母婴护理员(高级技能)》共4本教材,内容涵盖《标准》中对本职业资格的基本要求。

本教材涵盖中级母婴护理员需掌握的技能知识,共三个章节,包含孕期照护、产褥期照护、新生儿照护、产妇营养、新生儿喂养等内容。适用于中级母婴护理员的职业资格培训,是宁波市母婴护理员职业技能资格鉴定指导用书。

本教材在编写过程中参考了母婴护理员培训相关参考书,力求文字精练、重点突出,技能知识中插有大量图片;同时结合职业培训特点,每一章编有学习目标、相关链接、课后小结、思考题等,有助于对知识理解,适合于职业人员培训使用。

由于水平和时间所限,本教材中不妥、错误及遗漏之处在所难免,恳请使用本书的从业者和读者批评指正,以便修订完善,提高教材质量。

编　者

2016 年 8 月

目　　录

第1章 孕产妇照护

第1节 孕期照护

学习单元 1 孕妇孕晚期活动指导

🎯 **学习目标**

➤ 掌握适宜孕晚期活动的项目。

➤ 能正确指导孕妇孕晚期活动。

📚 **知识要求**

一、孕晚期适量运动的好处

孕晚期孕妇适当地运动不仅对孕妇本身有很多好处,其实也是对胎儿进行运动胎教。胎教的形式多种多样,运动中的妈妈其实是和肚子里的宝宝一起在运动,这种胎教同样是有益的。

1. 运动对胎儿的作用有以下四点:

(1)促进胎儿正常生长发育。运动不仅能提高孕妇自身免疫力,也可增加胎儿的血液供氧,加快新陈代谢,从而促进生长发育。

(2)促使孕妇、胎儿吸收钙。孕妇要去户外运动,如在公园里运动,可呼吸大量新鲜空气,阳光中的紫外线可使皮肤中 7-脱氢胆固醇转变为维生素 D,促进体内钙、磷的吸收利用。既有利于胎儿骨骼发育,又可防止孕妇发生骨质软化症。

(3)帮助胎儿形成良好个性。孕期不适常会使孕妇情绪波动,胎儿的心情也会随之变化。运动有助于消除孕妇身体疲劳和不适感,保持心情舒畅,有利于胎儿形成良好的性格,是一种很好的胎教形式。

(4)可促进胎儿的大脑发育。孕妇运动时,可向大脑提供充足的氧气和营养,促使大脑释放脑啡肽等有益的物质,通过胎盘进入胎儿体内;孕妇运动会使羊水摇动,摇动的羊水可刺激胎儿全身皮肤,就好比给胎儿做按摩。这些都十分有利于胎儿的大脑发育,出生后会更聪明。

2. 运动对孕妇本身的好处有以下四点:

(1)促进机体的新陈代谢,改善孕妇的全身血液循环,增强呼吸功能,改善孕妇和胎儿氧气的供应,防止孕妇形成血栓和产生静脉曲张。

(2)增强肌肉力量,帮助孕妇缓解腰痛,分娩时孕妇可以有较好体力及较强的盆底肌肉,有利于顺产。

(3)有助于孕妇的消化,防止便秘和痔疮发生。

(4)调节孕妇的情绪,使孕妇精力充沛,心情良好。

二、适宜孕晚期活动的项目

1. 孕妇健身操

孕晚期的健身操与孕中期基本相同,难度与强度均应下降。锻炼时间从怀孕7~8个月开始,每周运动2~3天为宜。主要目的以锻炼盆底肌肉、韧带及大腿肌肉为主,同时为自然分娩做准备。

孕妇健身操主要包括以下7个步骤:(1)脚腕运动,(2)脚部运动,(3)腹肌运动,(4)骨盆运动,(5)盘腿运动,(6)弓背运动,(7)抬臀运动。详见技能要求。

2. 散步

怀孕34周以后停止孕妇健身操,以散步为主。运动频率:每天散步1~2次,每次半小时左右,步履和缓、从容,每分钟60~80步。地点不拘,但不宜在下雨、下雪后散步,或到马路人车拥挤处散步,以防发生意外伤害。

3. 分娩减痛练习

时间:36周开始,每周4~5次,每次一个半小时左右。内容有呼吸法练习、按摩法练习等。

(1)拉玛泽呼吸法

拉玛泽呼吸法又称为"心理预防自然生产法",是一种减痛呼吸法,在孕期满7个月的时候,孕妇就可练习,主要包括神经肌肉控制、体操运动和呼吸。一般练习时间为晚餐后 2 小时,可由丈夫协助进行。

(2)腹式呼吸运动按摩

①仰卧,两腿张开,屈膝,慢慢用鼻深吸气,使腹部鼓起,双手从两侧向腹部中央移动按摩。

②用口呼气,同时收缩腹部,双手向两侧移动按摩,放回原处,应缓慢而有节奏。

三、孕晚期运动注意事项

1. 不宜运动的人群:有流产、早产史;妊娠合并症、并发症(妊娠高血压疾病、多胎妊娠、羊水过多、阴道流血、腹痛)。

2. 运动量适宜,不能过强。运动量减少至孕前的 70%~80% 为宜。心率不超过 120 次/分。

3. 运动前排空小便,做孕妇体操时宜赤脚,衣服要宽大,伴以轻松的音乐。

4. 运动时呼吸要均匀,不能屏气,动作不要过猛,应避免摔跤、避免过度疲劳。

5. 运动中及运动结束时应注意喝水,以补充水分。

6. 运动前或运动过程中如有不适,应停止运动,不要勉强。

技能要求

孕妇健身操

一、操作前准备

1. 环境准备:光线充足,温暖,空气新鲜。检查练习区域,确保没有可能划伤或绊倒孕妇的物品。选择在硬板床或地板上练习。如果在地板上练习,要保证地面不滑。

2. 物品准备:枕头一只,体操垫(瑜伽垫)一块。

3. 孕妇准备:衣着宽松,着运动服或者瑜伽服。

二、操作步骤

步骤 1 脚腕的运动

1. 坐在椅子上,两脚平放在地板上,脚尖使劲上翘,深呼吸一次后恢复原状,两脚交替进行。

2. 一条腿放在另一条腿上,上侧腿的脚尖上下活动,再换另一条腿重复进行。

步骤 2　脚部运动

1. 仰卧,把一条腿搭在另一条腿上,然后放下来,重复 10 次,每抬 1 次高度增加一些,然后换另一条腿,重复 10 次。(如图 1-1(a)所示)

2. 两腿交叉向内侧夹紧、紧闭肛门,抬高阴道,然后放松。重复 10 次后,把下面的腿搭到上面的腿上,再重复 10 次。(如图 1-1(b)所示)

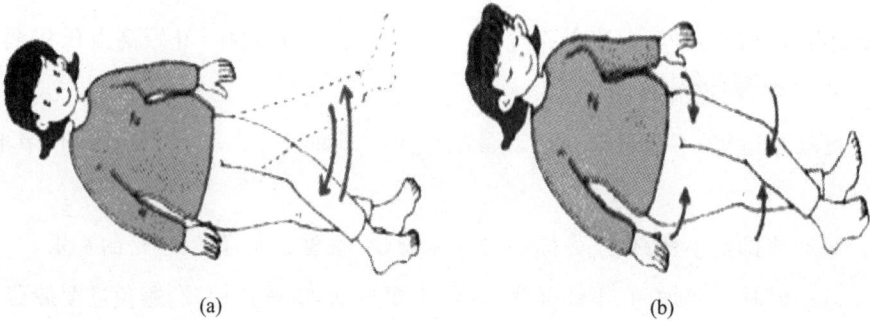

　　　(a)　　　　　　　　　　　　　(b)

图 1-1　脚部运动

步骤 3　腹肌运动

目的:锻炼支持子宫的腹部肌肉。

1. 单腿曲起、伸展、曲起、伸展,左右各 10 次。(如图 1-2(a)所示)

2. 双膝曲起,单腿上抬、放下、上抬、放下,左右各 10 次。(如图 1-2(b)所示)

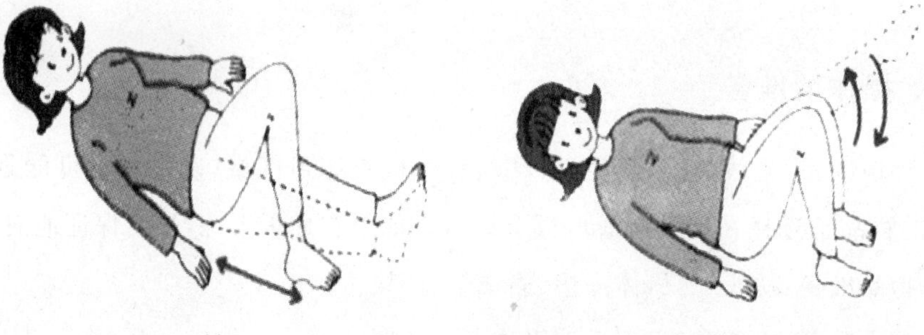

　　　(a)　　　　　　　　　　　　　(b)

图 1-2　腹肌运动

步骤 4　骨盆的运动

目的:放松骨盆的关节与肌肉,使其柔韧,利于顺产。

1. 单膝曲起,膝盖慢慢向外侧放下,左右各 10 次。(如图 1-3(a)所示)

2. 双膝曲起,左右摇摆至床面,慢慢放松,左右各 10 次。(如图 1-3(b)所示)

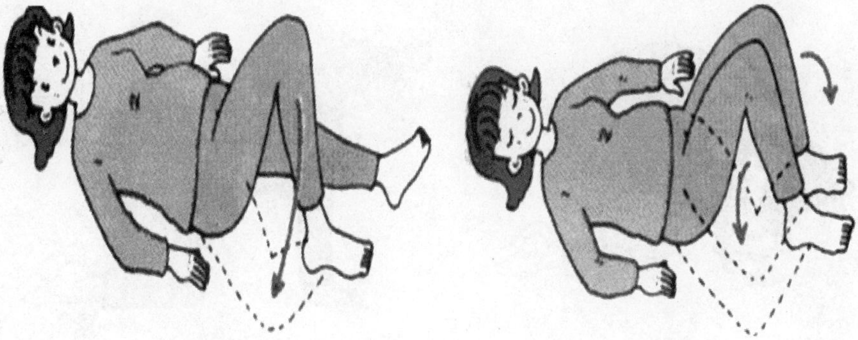

(a)   (b)

图 1-3 骨盆的运动

步骤 5 盘腿运动

目的:放松耻骨联合与股关节,伸展骨盆底肌肉群。这样胎儿可顺利通过产道。

1. 笔直坐好,双脚合十,用手拉向身体,双膝上下活动,宛如蝴蝶振翅,10 次。(如图 1-4(a)所示)

2. 同一姿势,吸气伸直脊背,呼气身体稍向前倾,10 次。(如图 1-4(b)所示)

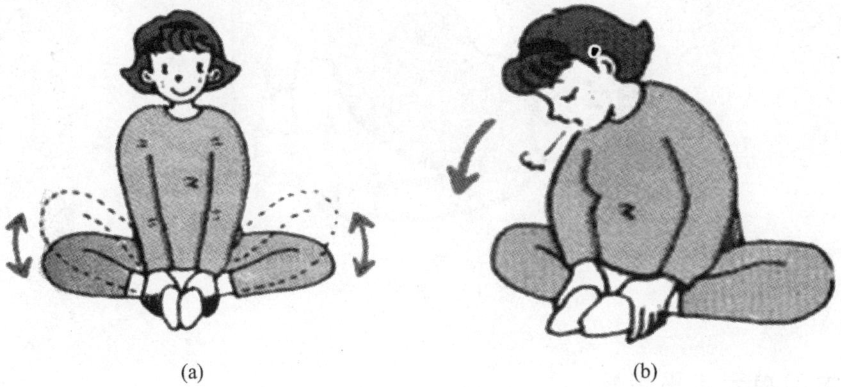

(a)   (b)

图 1-4 盘腿运动

步骤 6 弓背运动

目的:松弛骨盆和腰部关节,使产出口肌肉柔软,并强健下腹部肌肉。

1. 孕妇用双手、双膝着地,头向下垂,使背拱起呈弓状。(如图 1-5(a)所示)

2．抬头伸背，使头肩在同一水平。

3．仰头，使腰背呈反弓状。（如图 1-5(b)所示）

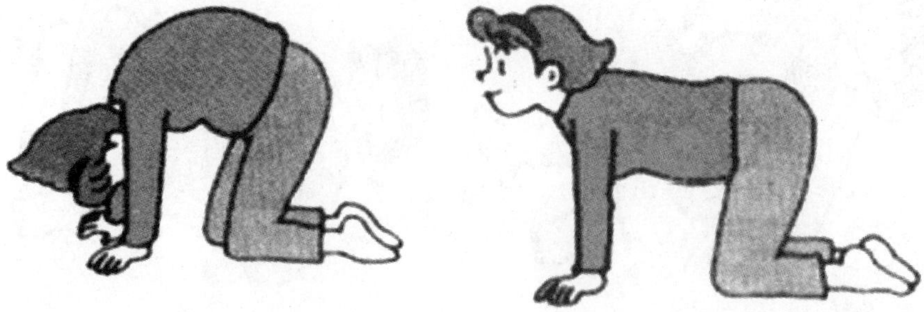

(a)   (b)

图 1-5　弓背运动

步骤 7　抬臀运动

目的：加强骨盆关节和腰部肌肉的柔软性。

仰卧，双肩紧靠在床上，两腿屈膝，腰背缓缓向上呈反弓状，尽量抬高臀部，复原后静卧 10 秒再重复。（如图 1-6 所示）

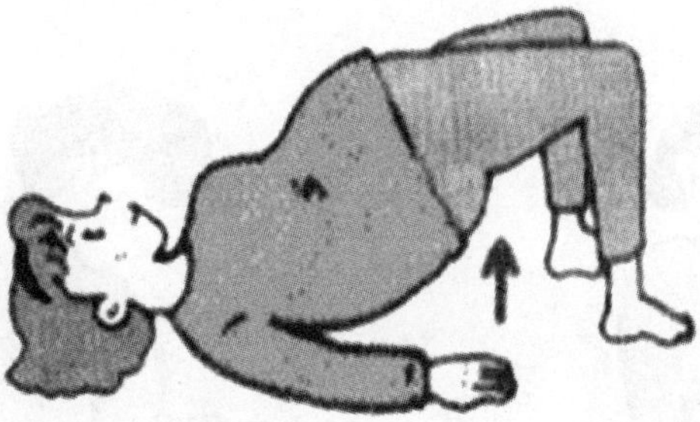

图 1-6　抬臀运动

本学习单元 1 思考题

1．请说出适合孕晚期的运动方式。

2．请说出孕晚期运动的注意事项。

本学习单元 1 实训练习题

孕晚期保健操练习。

（姚慧娇）

学习单元 2　孕妇乳头内陷的纠正

学习目标

➤ 掌握孕妇乳头内陷的纠正方法。

➤ 能正确指导孕妇纠正乳头内陷。

知识要求

乳头不能凸出而是向内凹陷,称为乳头内陷。乳头内陷的程度因人而异,轻者仅表现为不同程度的乳头低平或回缩,受刺激后可凸出或可挤出乳头;重者表现为乳头完全陷于乳晕内,无法被牵出,呈火山口状,并常伴有分泌物或异味。内陷的乳头即使挤出,一般也较细小,常无明显的乳头颈部,并呈分裂状。女性乳头内陷的发生率为 1％～2％,通常为双侧,亦可仅发生于一侧,双侧乳头内陷程度可不一致。乳头内陷影响乳房外形美观,此外,由于凹陷乳头可积存污垢或油脂,造成感染或异味。更为严重的是,乳头内陷使婴儿难以吸吮乳汁,孕妇失去哺乳功能。

一、乳头内陷的病因

乳头内陷的发生一般是由于先天发育不良引起的,乳腺导管短缩,部分组织纤维化挛缩,乳头平滑肌发育不良。其中乳腺导管短缩和组织纤维化挛缩是引起乳头内陷的主要原因。继发性乳头内陷(后天性乳头内陷)系乳头受乳腺内病理组织牵拉或胸罩(或束胸)压迫引起。多见于炎症、肿瘤等疾病侵犯乳房的导管、韧带、筋膜等,使受侵的导管、韧带、筋膜收缩所致。

二、乳头内陷的分度

根据乳头内陷深浅程度可分成三度。

1. 一度为部分乳头内陷,乳头颈部存在,能轻易被挤出,挤出后乳头大小与常人相似。

2. 二度为乳头完全凹陷于乳晕之中,但可用手挤出乳头,乳头较正常小,多半无乳头颈部。

3. 三度为乳头完全埋在乳晕下方,无法使内陷乳头挤出。

三、乳头内陷的危害

乳头内陷极易引起乳头乳晕炎症和乳腺炎症等疾病。严重乳头内陷导致内陷皮肤黏膜化伴有湿疹,出现出血、糜烂,形成慢性炎症。乳腺导管又与内陷处相通,炎症可向乳腺内扩散逆行性感染,引起乳腺炎。如果乳头内陷得不到及时纠正,炎症长期刺激,致使乳腺导管因慢性炎症而收缩,乳头内陷则更加严重,易形成恶性循环。

乳头内陷严重影响母乳喂养。不论乳头扁平还是内陷,势必影响婴儿的吸吮,使产后母乳喂养发生困难,或无法哺乳。另一方面,由于乳汁不能排出而造成积乳,可能造成乳房继发感染。

四、乳头内陷的治疗

1. **手法牵拉**

青春期是乳房发育的重要时期,也是纠正乳头内陷的重要时期。经常牵拉乳头,可以使乳头突出,乳腺导管、纤维条索及平滑肌伸展延长,乳头自然逐渐向外凸起。但这需要较长的时间,要循序渐进地进行,才能获得好的效果。

2. **吸引疗法**

与手法牵拉的作用原理相似,通过负压吸引装置,对内陷的乳头造成牵拉,达到延长乳腺导管及纤维条索的目的。

3. **手术治疗**

(1)支架法乳头内陷矫正术

到目前为止,该方法是唯一可以保留哺乳功能的手术方法,其将凹陷的乳头通过钢丝固定于外支架,经过3~6个月的持续牵拉,达到延长乳头、矫正乳头内陷的目的。适用于凹陷程度轻、中、重度患者。该方法不用在皮肤上做切口,不破坏乳腺导管,可以保留哺乳功能,同时也不会影响乳头的感觉,且复发率低。缺点是治疗时间较长,可能引起生活不便。

（2）切开法乳头内陷矫正术

对已经生育,将来不考虑哺乳的女性,或局部炎症反复发作,瘢痕牵拉严重凹陷畸形的患者,可以采用这种方法。术中完全切断乳腺导管,充分松解凹陷乳头,设计组织瓣充填乳头根部组织缺损,以加强对乳头的支撑。切开法乳头内陷矫正术可以一期手术完成,治疗时间短。但该法需离断或部分离断乳腺导管,影响术后哺乳功能;如果乳头深面的瘢痕出现挛缩,会造成乳头内陷的复发。

五、乳头内陷的预防

如果乳头内陷为先天性,建议在乳房开始发育时,每天坚持手法牵拉乳头,使乳头延长。一般情况下,通过该方法可以有效地矫正轻中度的乳头内陷。对于重度的乳头内陷,也可以起到一定的缓解作用。

继发原因引起的乳头内陷,则需要积极治疗原发病,尽早去除引起乳头内陷的原因,并为手术治疗创造条件。

技能要求

孕妇乳头内陷的纠正

一、操作前准备

1. 环境准备:光线充足,温暖,空气新鲜,注意保护孕妇隐私。
2. 物品准备:脸盆、温开水、小毛巾、无菌手套、吸乳器或空针筒。
3. 孕妇准备:衣着宽松,取舒适体位坐位或卧位。

二、操作步骤

步骤1 清洗乳头

用干净小毛巾蘸温开水清洁乳头。

步骤2 乳头伸展练习

将两拇指平行地放在乳头两侧,慢慢地由两侧外方拉开,牵拉乳晕皮肤及皮下组织,使乳头向外突出。随后将两拇指分别放在乳头上、下侧,由乳头向上、下纵向拉开。此练习重复多次做满5分钟,每日2次。（如图1-7所示）

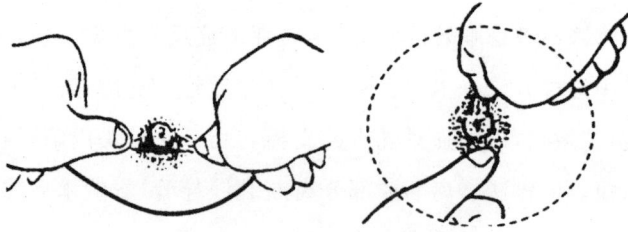

图 1-7　乳头伸展练习

步骤 3　手法牵拉乳头练习

用一手托乳房,另一手的拇指和中、食指抓住乳头向外牵拉,重复 10～20 次,每日 2 次。(如图 1-8 所示)

步骤 4　吸乳器吸引乳头练习

可使用吸乳器或用空针筒抽吸,利用负压吸引作用使乳头突出,重复 10～20 次,每日 2 次。(如图 1-9 所示)

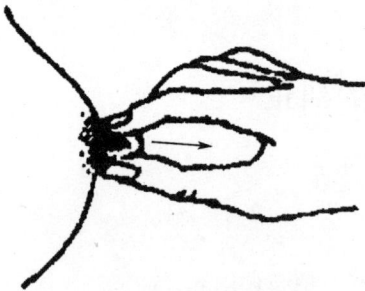

图 1-8　手法牵拉乳头练习

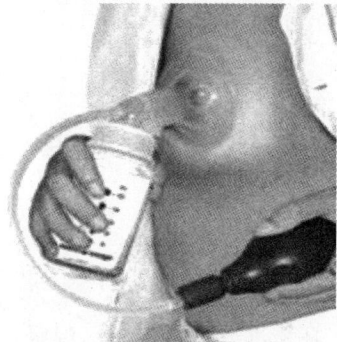

图 1-9　吸乳器牵拉乳头练习

本学习单元 2 思考题

1. 请说出乳头内陷的危害。

2. 请说出乳头内陷的纠正方法。

本学习单元 2 实训练习题

乳头内陷纠正方法练习。

(姚慧娇)

学习单元 3　临产先兆的判断

学习目标

➤ 掌握先兆临产的判断。

➤ 能正确指导孕妇判断先兆临产。

知识要求

一、分娩的先兆

1. 胎儿下降感

初产妇在分娩前数周(约妊娠 9 个月)胎头进入骨盆时可出现子宫底下降。孕妇往往会觉得胸腹之间没有向上顶的感觉,因胃部不适感消失而有轻松感,呼吸及食欲好转。由于胎头下降,有些孕妇会有尿频的症状,阴部有压迫感或疼痛感。少数孕妇甚至在走路或翻身时感到不舒服。

2. 子宫不规则收缩

分娩前数周,子宫比较敏感,孕妇感到腹部一阵阵鼓胀起来,摸起来是硬的。接近预产期时,这种子宫收缩往往会有痛感,在夜间尤为明显。但也有孕妇不感觉痛,而是有下坠感。这时子宫收缩时间短,一般少于 20 秒;子宫收缩无规律,间隔长短不一,但总的间隔比正式临产时长,大于 5~6 分钟。宫缩强度较弱,无增强的变化,这种宫缩不能使子宫颈口开大。这就是所谓的"假宫缩"或"假临产"。这种假宫缩的出现并非表示即将分娩,但随时可演变为"真宫缩"进入产程,对初产妇来说,假宫缩出现距分娩尚有一段时间。

3. 见红

于正式临产前 1~3 天,阴道可排出少量血性黏液,这种情况称为见红。这是由于子宫颈口扩张,子宫颈口附近的胎膜与子宫壁分离,毛细血管破裂少量出血,与子宫颈黏液混合排出所致,是分娩开始的比较可靠的征兆。

4. 阴道流水(破水)

孕晚期阴道内持续不断或突然流出液体即破水,这也是分娩的先兆症状之一,多数孕妇破膜后1～2天会自然临产。胎膜破裂的感觉就像小便失禁一样,想止住它,却止不住。如阴道大量流水,孕妇会感觉到异常,但如果流水量不多,却总感到持续不断,可能会误以为是白带增多。在这种情况下,应去医院请医生检查确定是否已破水。多数产妇在临产时,宫颈口即将开全时胎膜破裂,羊水流出。

正常羊水色清,会混有胎脂。如羊水呈黄绿色说明胎儿宫内缺氧,如有感染,羊水会有异味。

5. 胎膜早破

若在正式临产之前超过30分钟发生阴道流水则为胎膜早破,若胎儿未发育成熟势必引起早产。破膜时,胎儿孕龄越小,成活概率越低。要预防胎膜早破,必须重视孕期卫生,注意营养,妊娠晚期禁止同房,避免腹部外伤等。胎位不正者应及时纠正胎位,并要避免过度疲劳。

技能要求

临产前观察

一、操作前准备

1. 环境准备:光线充足,温暖,空气新鲜,注意保护孕妇隐私。

2. 物品准备:弯盘、臀垫、无菌手套、小毛巾。

3. 孕妇准备:衣着宽松,取舒适体位仰卧位。

二、操作步骤

步骤1 观察孕妇阴道分泌物

孕妇取仰卧屈膝位,充分暴露会阴部,臀下垫一次性臀垫。观察阴道分泌物的量、颜色、性状,若为血性则为见红,若为大量清水样分泌物则可能为羊水。

步骤2 观察孕妇宫缩情况

清洁洗手后将右手平放在孕妇腹部,观察宫缩情况。感觉孕妇腹部皮肤发紧,类似鼻子的硬度,用计时器计时宫缩持续时间,判断真假宫缩。假性宫缩往往间隔时间长,收缩时间短、小于20秒,收缩强度弱。真性宫缩间隔时间一般5～10分钟,持续30秒,并逐渐增加,同时伴进行性宫颈口扩张胎先露下降。

本学习单元 3 思考题

请说出分娩先兆有哪些。

本学习单元 3 实训练习题

分娩先兆的判断练习。

（姚慧娇）

学习单元 4　产妇产时减痛按摩

学习目标

➢ 熟悉产时减痛的原理。

➢ 掌握产时减痛的方法。

知识要求

一、产时减痛按摩

1. 减痛原理

分娩是一个自然生理过程,孕妇常常由于心理准备不足、缺乏经验及疼痛等原因,在分娩时焦虑不安、叫闹哭喊,给产妇、胎儿带来不利。而分娩时的按摩和抚摸可大大减轻产妇的疼痛,使整个分娩过程处于轻松状态,让产妇的注意力不集中在对疼痛的反应上,而转移到与医护人员的协调配合上。

按摩能使引起产妇疼痛的焦虑的激素(儿茶酚胺、肾上腺素等)水平下降,使产妇放松、安静,增加自信,从而取得较好的镇痛效果,使总产程缩短,顺产率增加,剖宫产率下降,住院天数减少,还可减少硬膜外麻醉镇痛的使用,最重要的是能改善产妇的心境和情绪,使产妇处于最佳状态,减少产后抑郁。

当子宫收缩时,按摩与呼吸运动相配合,减轻收缩对大脑皮层的刺激,从而减轻酸痛感觉。

2．按摩与呼吸方法

有针对性的按摩可以大大缓解准妈妈的痉挛式产痛和酸坠式产痛。可以依次按摩产妇的脊椎、尾骨、大腿内侧、腹部、臀部、头颈、上臂以及双脚。详见技能要求。

按摩时配合正确的呼吸可以帮助产妇产程顺利进行，减少宫缩时的疼痛。阵痛来临时产妇时常忘记其中的一些呼吸原则，按摩者可一边按摩产妇一边指导产妇呼吸运动。在宫缩5分钟一次的"规律产痛"来临前，应采取慢而深的呼吸，在宫缩规律而频繁之后，要采取短而快的呼吸方法，而在子宫开全前1小时，即宫口开到8到10指之间时，可换用先快速呼吸4次、后快速吹气1次的节奏，并维持此节奏直到上产床。

二、注意事项

1．按摩的安全性

按摩的位置、按摩的压力以及按摩的水平很重要。

2．身体的姿势

在安全按摩中不建议产妇平趴着，有的产妇趴在床上会感觉胸部疼痛。也不建议产妇平躺着，因为子宫会压迫血管从而妨碍血液从腿部向心脏的回流。按摩者在按摩时，产妇最好的姿势是侧躺，有时可以用枕头靠着。（如图1-10所示）

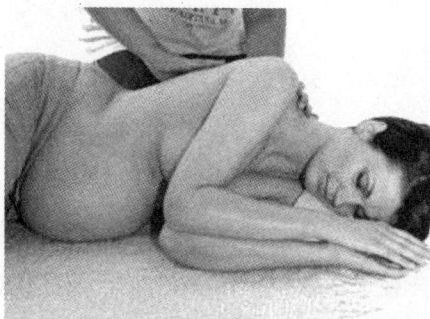

图 1-10　按摩姿势

3．休息

按摩时尽可能地休息更能缓解分娩疼痛。在产程的初期，让自己准备好应付疼痛的最好方法就是好好休息，保存体力。躺在床上或椅子上，尽量把自己弄得舒舒服服的。

4．心情愉快

按摩时心情愉快更可减轻疼痛。可以在身体周围塞上枕头和靠垫，喝温暖、香甜的饮料,听听音乐,或者看看电视,保持轻松的心情。

5. 变换姿势

按摩时多变换姿势更可缓解分娩疼痛。在开始出现规律的宫缩感到分娩疼痛时,尽量不要躺在床上。如果一直躺着,会使产程变慢,产程越长,产妇会越累。保持直立,可以选择任何让自己觉得最舒服的姿势:产妇可以站起来,倚着床,或靠着老公;也可以跪下去,靠着一张椅子的座位上;或者单膝跪着,把另一条腿抬起来,这可以增大骨盆空间,使宝宝更容易生出来;或者也可以四肢着地,趴在地上,这样可以缓解背痛。在椅子上坐坐,再起身走走,尽量来回摆动臀部,这能让宝宝开始移动。

6. 感受被爱

被按摩产妇得到关爱更可以减轻分娩疼痛。研究结果表明,女人生孩子时,若有一个她亲近的人在旁边安慰和陪伴,会比没有得到这种关爱时更减轻疼痛。丈夫、姐妹、妈妈或最好的朋友都是好的选择。

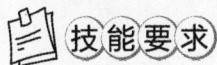

技能要求

产时减痛按摩

一、操作前准备

1. 环境:安静、温湿度适宜。
2. 物品:床、椅子。
3. 孕妇:穿宽松衣服,取卧位或坐位,心情平静。
4. 操作者准备:着装整洁、洗手。

二、操作步骤

步骤 1　物品放置
将床和椅子摆好。

步骤 2　沟通
与产妇沟通此项操作的目的,解除产妇心理顾虑,取得产妇配合,保护产妇隐私。

步骤 3　孕妇体位
侧卧位或自由体位。

步骤 4　按摩产妇

可以依次按摩产妇的脊椎、骶骨、尾骨、大腿内侧、腹部、臀部、头颈、上臂以及双脚。

1. 按摩脊椎时,先将两指张开,顺着脊椎两侧下滑数次,再用拇指指腹,沿着脊椎两侧下滑数次,再用拇指指腹,沿着脊椎两侧,一节一节轻轻按压。

2. 在阵痛来临时,以手掌贴住骶骨及尾骨部位,抵紧片刻后以轻轻画圆的方式按摩,大腿内侧也可画圆按摩,这可以避免腿部痉挛,并放松会阴。

3. 在阵痛间隙,可让产妇坐趴在床边,按摩臀部,然后让产妇仰卧放松,按摩者用从外向里的打圈方式按摩腹部,还可以轻柔地按摩产妇头颈、上臂和浮肿的双脚,这都有利于产妇恢复体力来迎接下一波阵痛。

本学习单元 4 思考题

1. 分娩期减痛按摩方法有哪些?

2. 分娩期减痛按摩注意事项有哪些?

本学习单元 4 实训练习题

1. 产时减痛按摩操作前准备。

2. 产时减痛按摩手法。

（赵凤霞）

第 2 节　产褥期照护

学习单元 1　会阴侧切产妇的休息体位指导

学习目标

➤ 熟悉会阴侧切术护理要点。

➤ 掌握会阴侧切术后休息体位指导。

![知识要求]

一、产妇行会阴侧切缝合术的相关知识

1. 会阴侧切缝合术的选择

(1)目的

会阴切开缝合术是产科常用手术之一,其目的是扩大产道,减轻分娩时的阻力,有利于胎儿娩出,缩短第二产程,避免会阴严重裂伤。

(2)适应证

①产妇会阴较紧、口狭小、会阴体过高或会阴部有炎症、水肿等情况致会阴弹性差,适时地切开会阴既有利于胎儿的娩出,还可防止因会阴的创伤和创伤后所造成的盆底松弛等后遗症。估计胎儿娩出时难免会发生会阴部严重的撕裂,因而进行会阴侧切,切开的伤口边缘齐整,较裂伤易于对合,愈合也较好。

②胎儿较大,胎头位置异常,胎头被阻于会阴,适时地切开会阴既有利于胎儿的娩出,还可防止胎儿因娩出阻力过大导致的损伤。

③35岁以上的高龄产妇,产力较弱,产程延长,切开会阴适时结束分娩。

④妊娠合并有心脏病、妊娠期高血压综合征等高危妊娠时,为了减少产妇的体力消耗,切开会阴可缩短产程,减少分娩对母婴的威胁。

⑤子宫口已开全,胎头较低,胎儿有明显的缺氧现象,胎儿的心率发生异常变化,或心跳节律不匀,并且羊水混浊或混有胎便。

⑥初产妇阴道助产术,如胎头吸引术、低位产钳术或臀位助产术等。

⑦预防早产儿颅内出血。

⑧经产妇曾作会阴切开缝合,或修补后瘢痕大,影响会阴扩展者。

(3)禁忌证

①估计不能经阴道分娩,如梗阻性难产;不宜经阴道分娩,如生殖器疱疹等。

②会阴条件好或足月胎儿较小者等。

③出血倾向难以控制。

④不经阴道分娩,拒绝接受手术干涉。

2. 会阴切开的时机选择及方法

会阴切开时间应在预计胎儿娩出前5~10分钟,不宜过早,在胎头拨露过程中,与

宫缩同时,会阴膨隆,会阴处皮肤绷紧,颜色发白时切开会阴。妊娠合并有心脏病、妊娠期高血压综合征等高危妊娠时,当胎头下降到会阴部时,就可做会阴切开术了。

侧切操作方法:会阴侧切左右均可,以左侧为宜。切口点一般为4~5点,切线与垂直线成45°,剪刀与皮肤垂直,待产妇用力屏气,会阴绷紧时,一刀全层切开,切口长度一般为3~4cm,如有特殊情况可延长至4~5cm。

3. 会阴侧切缝合术的并发症

(1) 切口血肿

表现为在缝合后1~2小时切口部位即出现严重疼痛,而且越来越重,甚至出现肛门坠胀感、排便感。

(2)切口感染

表现为在产后3~7天内,切口局部有红、肿、热、痛等炎症表现,挤压时有脓性分泌物。刚开始,切口边缘会出现红肿现象且疼痛加剧,缝线会因此断裂,这时,切口裂开流出血水或脓状分泌物,有些患者会出现发热现象。

(3)切口裂开

有个别产妇在拆线后发生会阴切口裂开。

(4)息肉

息肉是黏膜表面突出的一种赘生物,包括增生性、炎症性、错构瘤、腺瘤及其他肿瘤等。会阴侧切切口处长息肉,是人体在损伤处进行组织修补的正常反应,这种息肉在不触及时没有任何不适,但产后同房可引起疼痛感。

(5)前庭大腺囊肿

部分产妇在会阴侧切时会将前庭大腺腺管切断,腺体内的液体无法排出,积累到一定程度后,就会引起前庭大腺囊肿。囊性肿物小时,患者多无症状;肿物增大后,外阴患侧肿大。囊肿较大时可有局部肿胀感及性交不适,如不及时治疗,一旦合并细菌感染,又会引起前庭大腺脓肿。

(6)尿潴留

主要是产妇产后泌尿系统的生理性改变,加上会阴切口疼痛,担心切口裂开,下床活动时间晚等原因造成。

(7)休克

侧切伤口出血量大、止血不严会导致休克。

二、产妇行会阴侧切缝合术的护理

侧切刀口虽然不大,因其位置特殊,前近尿道,后近肛门,且止血缝合时视线不好,所以术前、术中、术后要加强护理,使其顺利愈合。

1. 术前护理

(1)产妇准备

取膀胱截石位,外阴常规消毒,铺巾,必要时局部浸润或阻滞麻醉。

(2)操作者准备

戴口罩、帽子,手消毒,穿手术衣,戴消毒手套;向产妇说明检查重要性,取得产妇配合,注意保护病人隐私,注意环境温度;站产妇右侧。

(3)用物准备

10mL 注射器 1 支,长穿刺针头 1 个,会阴侧切剪刀 1 把,弯止血钳 4 把,带尾纱布 1 块,持针器 1 把,有齿镊 1 把,无齿镊 1 把,圆缝合针 2 个,三角缝合针 2 个,0.5%～1%普鲁卡因 20mL 或 0.5%利多卡因 10mL,1 号丝线 1 团,0 号、00(000)号肠线各 1 管,治疗巾 4 块,巾钳 4 把,治疗碗 1 个,纱布数块等。

(4)心理准备

向产妇说明会阴切开术的目的,取得产妇的积极配合。

2. 术中护理

(1)麻醉

手术者左手食、中指插入先露与阴道壁之间的侧斜切开部位。(如图 1-11 所示)

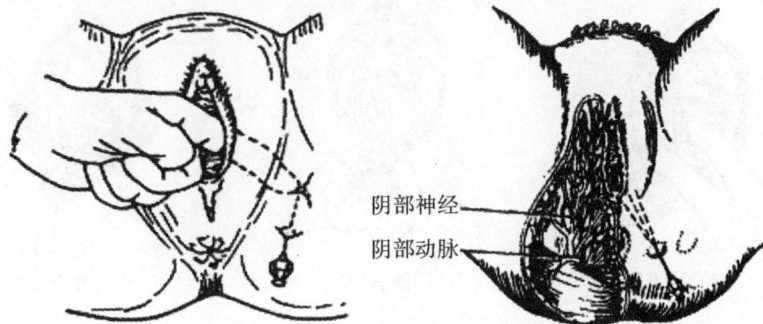

阴部神经
阴部动脉

图 1-11　阴部神经阻滞麻醉

（2）切开

插入先露与阴道壁之间的左手食、中指稍分开。右手持切开剪张开，一叶置左手指与阴道壁之间，一叶在阴道外。待宫缩会阴绷紧时，一次垂直全层剪开，长为 3～5cm。纱布压迫或结扎止血。（如图 1-12 所示）

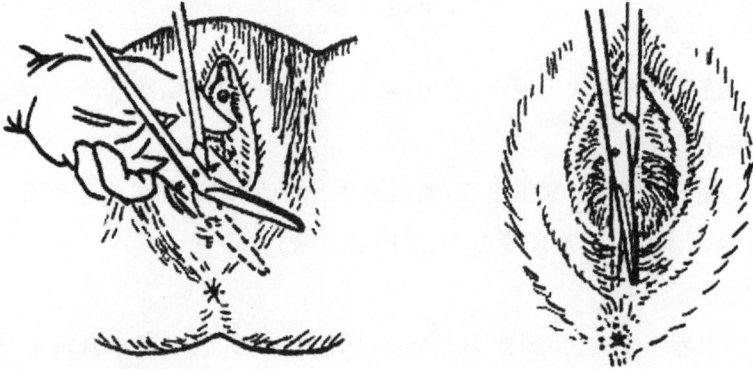

图 1-12　会阴切开

（3）缝合

分娩结束后，将带尾纱布塞入阴道内。用圆针、铬制肠线（0 号或 00 号）自切口顶端稍上 0.5～1cm 处开始缝合，直至处女膜处，间断或连续缝合阴道黏膜。间断缝合肌层，必要时缝合皮下组织。用三角针、铬制肠线（0000 号）连续皮内缝合皮肤。如皮肤张力大可用三角针和丝线（1 号）间断缝合皮肤，缝毕将切面皮缘对合整齐。（如图 1-13 所示）

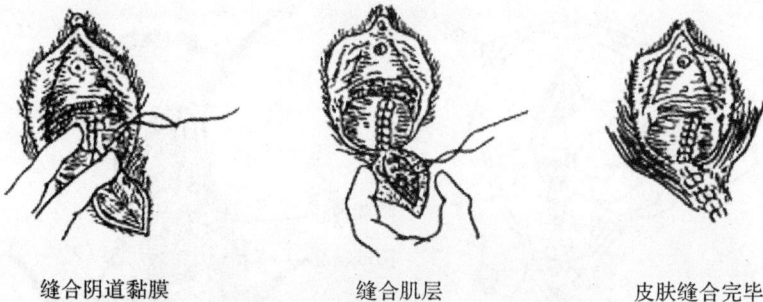

缝合阴道黏膜　　　　缝合肌层　　　　皮肤缝合完毕

图 1-13　会阴侧切伤口缝合

（4）取出阴道内纱布，消毒外阴，进行常规阴道检查和肛诊检查。

（5）再次消毒切口缝合处，清洁外阴，覆盖消毒纱布及消毒会阴垫。

（6）清理用物及污物，整理产床。

（7）记录会阴切开缝合情况及皮肤缝合针数。向产妇进行卫生宣教。

3. 术后护理

由于个人情况的不同，有人只痛了几天，有人长达一个月，如果切口较大的会伤到里面的肌肉组织，因此疼痛的持续时间会长一些。如果一个月后还感觉到疼痛，就要及时找医生检查，看是否有细菌感染等问题。由于会阴的解剖位置导致伤口不易用敷料覆盖，所以伤口是暴露的，而产后大量的恶露自阴道排出，且阴道内本身寄生着大量的条件致病菌，因此会阴伤口容易发生异常。要进行正确的护理和观察，尽量避免和早期识别、治疗可能的并发症，不可大意。

产妇应注意以下要点：

（1）采取适宜体位

一般术后产妇卧位时采取向伤口对侧的卧位姿势，该姿势一方面可以避免恶露流经会阴侧切伤口，增加伤口感染机会；另一方面避免压迫侧切伤口，加重伤口疼痛。坐位时采取重心放在侧切伤口对侧臀部的体位，一方面避免伤口受压影响局部血液循环及避免伤口受压使切口表皮错开，影响伤口愈合；另一方面也可避免压迫侧切伤口，加重伤口疼痛。相关具体指导详见技能要求。

（2）多摄取高纤维食物，预防便秘

养成规律的排便习惯。产后早些下床活动，多吃新鲜蔬菜水果，多补充水分，多喝鱼汤、猪蹄汤等，不吃辛辣食物，保持排便通畅以避免便秘。产妇一旦发生便秘，在解便时太过用力容易造成伤口再度裂伤，因此不要屏气用力，可用开塞露帮助通便。

（3）保持外阴清洁以防感染

勤换卫生垫，避免恶露浸泡伤口，增加愈合困难度；每次便后要用消毒棉由前向后擦拭外阴。内衣裤也应勤换洗，内衣裤可在日光下暴晒，达到杀菌目的。

（4）冲洗会阴

坚持每天冲洗会阴，住院期间，每天可用1∶1000新洁尔灭等消毒液冲洗两次，大便后也要冲洗一次，并应避免大便等脏物的污染；多数产妇回到家中，恶露还没有干净，仍应坚持用温开水每天两次洗外阴。注意不要在清水中加入清洁液或洗护液，因为它会使皮肤更加干燥，伤口更加疼痛，记住用清水即可。

（5）侧切伤口青紫肿痛处理

早期用冰袋冷敷，以后可以用50％硫酸镁湿热敷，并每天观察伤口愈合情况。

(6)及时发现伤口血肿

产妇在最初几日内,注意刀口情况,若术后1～2小时内伤口疼痛,且越来越厉害,很可能形成了血肿,及时检查并报告医生。

(7)会阴水肿

24小时内可用95％乙醇湿敷或冷敷,24小时后可用50％硫酸镁纱布湿热敷,或在护理人员监护情况下进行超短波或红外线照射,把握距离,每日一次,每次15分钟,以促进局部水肿消退。

(8)促进伤口愈合

裂伤较严重且伤口肿痛者,术后应及时涂上珍珠生肌膏(散),以促进裂伤的愈合,避免伤口感染、杜绝疤痕增生。

(9)勿提重物

产后1个月内,不要提举重物,也不要做任何耗费体力的家事和运动。

(10)避免性行为

产后6周内,应该避免性行为。

(11)伤口后期疼痛

伤口愈合后,出现疼痛、硬结或者缝线不吸收的情况,需及时用拔毒清创膏帮助线头排出并深层消炎。

4.并发症护理

(1)切口血肿

发现切口血肿应立即告诉医护人员,及时进行检查。对这种情况,只要及时拆开缝线,清除血肿,缝扎出血点,重新缝合切口,则疼痛会很快消失,绝大多数可以正常愈合。

(2)切口感染

发现切口局部有红、肿、热、痛等炎症表现,挤压时有脓性分泌物,要尽快报告医生。协助抗生素应用,理疗消毒、坐浴。

(3)切口拆线后裂开

有个别产妇在拆线后发生会阴切口裂开,此时如已经出院,应立即去医院检查处理。如果伤口组织新鲜,裂开时间短,可以在妥善消毒后立即进行第2次缝合,5天后拆线,大多可以再次长好;如切口组织不新鲜,且有分泌物,则不能缝合,可用高锰酸钾溶液坐浴,并服抗生素预防感染,待其局部形成瘢痕后愈合。

（4）产后尿潴留

产后膀胱内潴留大量尿液而又不能自主排出,是阴道分娩侧切后的常见并发症之一。主要是由于产妇产后泌尿系统的生理性改变,加上会阴切口疼痛,担心切口裂开,下床活动时间晚等原因造成的。所以,护理人员在早期应积极开展护理干预工作。

①产后 4 小时内护士到产妇床边协助产妇排尿。排尿困难者,鼓励产妇坐起排尿,预防因体位突然改变而导致体位性低血压而晕厥。排尿时,痰盂内放少许热水(病人感到热气,不烫即可),同时,可将手置于膀胱膨隆处向左右来回按摩 10～20 次,再用手掌自产妇膀胱底部向下推移按压 1～3 分钟。

②不能自主排尿者可让产妇侧卧,经肛门挤入开塞露 2 支(40mL),嘱产妇将臀部并拢夹紧肛门,以防药液排出,尽量保留 15 分钟,若不能诱导排尿,30 分钟后再重复一次。排尿排便反射的传入传出神经都是盆神经,排尿排便反射的低级中枢都位于脊髓腰骶段,腹肌、膈肌、盆底肌共同参与排尿排便过程。开塞露注入肛门刺激排便是利用正常人直肠对压力刺激相当敏感,当成人直肠内有 25～50mL 粪便时即可引起便意,排便同时腹肌收缩,直肠收缩,腹内压增加,尿道阻力降低,诱导尿液排出。

③药物、针灸治疗:肌肉注射新斯的明 0.5mg,新斯的明对膀胱平滑肌的兴奋作用较强,可促进膀胱平滑肌收缩而排尿。对切口疼痛害怕排尿者,必要时给予止痛剂,哌替啶 100mg 肌肉注射。针灸治疗:取穴中级、曲骨、三阴交。

④留置导尿管:以上方法无效时,膀胱过度充盈者应给予留置导尿管。严格执行无菌技术操作原则,采用封闭式引流装置,如果尿量过多,不应一次排空或速度过快,第一次放尿不得超过 1000mL,因为大量放尿可使膀胱内压力急剧下降,血液大量滞留在腹腔内,导致血压下降而虚脱。或因膀胱内压突然降低容易导致膀胱黏膜急剧充血,发生血尿。留置尿管时间不要太长,要定期开放,3～4 小时开放 1 次,同时嘱产妇多饮水,待膀胱充盈自己感觉有尿意后,用 0.5％碘伏溶液消毒尿道口及会阴部,拔尿管的同时让产妇蹲起自行排尿。

5. 注意事项

(1)注意警惕和识别会阴切口的感染,产后两周内,教育产妇每天要养成检查伤口的习惯。可以用镜子检视或请家人来帮忙,若出现红肿、裂开、流血水、流脓、发烧等现象要尽快就医。如果伤口有越来越痛的现象要及时就医检查,也要检查是不是发生了感染。

(2)有的产妇在产后 10 天左右,发现阴道掉出带结的肠线头,告知产妇对此不必惊慌,那是从阴道口脱落的肠线。

(3)最后记住要进行盆底肌肉收缩锻炼,有助于会阴体肌肉的收缩恢复,利于将来性生活的和谐。

技能要求

会阴侧切产妇的休息体位指导

一、操作前准备

1. 环境:安静、温湿度适宜。

2. 物品:床、椅子、坐便器。

3. 产妇:穿宽松衣服,取卧位或坐位,思想要集中,心情平静。

4. 操作者准备:着装整洁、洗手。

二、操作步骤

步骤1 物品放置

将床和椅子、坐便器摆好。

步骤2 沟通

与产妇沟通此项操作的目的,解除产妇心理顾虑,取得产妇配合,保护产妇隐私。

步骤3 产妇体位

取卧位或坐位。

步骤4 指导会阴侧切缝合术后产妇取正确体位

1. 卧位时向伤口的对侧卧位。以会阴左侧侧切为例,协助产妇向右侧卧位,右腿屈曲,左腿稍屈,两腿间可夹一枕头。

2. 坐位时重心放在侧切伤口对侧的臀部。协助产妇双手撑在椅子或床上,将侧切伤口对侧的臀部轻轻放在椅子或床上,再将重心逐步移到侧切伤口对侧的臀部。

3. 坐坐便器下蹲。轻轻下蹲,避免用力,解便时先收会阴和臀部后再坐在坐便器上,以防会阴伤口裂开。

三、注意事项

1. 避免做用力下蹲动作,最好采用坐式大便,并避免蹲坑时间太长。

2. 避免摔倒或大腿过度外展使伤口再度裂开。

3. 不宜进行动作太大的锻炼。

四、休息体位指导有效的判断

1. 接受卧位或坐位指导后,产妇自感舒适。

2. 会阴伤口疼痛明显减轻。

3. 会阴伤口发生感染减少。

4. 会阴伤口愈合良好。

本学习单元 1 思考题

1. 会阴侧切缝合术的并发症有哪些?

2. 会阴侧切缝合术的术后护理怎样进行?

本学习单元 1 实训练习题

1. 协助会阴侧切缝合术后产妇取正确体位。

2. 会阴侧切缝合术后休息体位指导是否有效的判断。

(赵凤霞)

学习单元 2 会阴侧切产妇的会阴清洁

学习目标

➢ 熟悉会阴侧切产妇会阴清洁的意义。

➢ 掌握会阴侧切产妇会阴清洁的方法。

知识要求

一、会阴侧切产妇会阴清洁的意义

分娩期体力消耗、产后出血等使产妇的身体抵抗力下降;胎先露通过盆底时,压迫盆底,造成会阴水肿,使会阴局部抵抗力下降;产后有的产妇有产后抑郁,睡眠少,影响伤口愈合;产后有的产妇贫血或消化功能下降,会阴伤口愈合缓慢;产后会阴侧切伤口经常与产后恶露、大便、小便做伴,会阴伤口易被污染。上述原因可导致产后会阴感染,会阴侧切伤口愈合不良,影响今后生活,产后会阴清洁可预防感染、减轻疼痛,利于会阴侧切伤口愈合。

二、会阴侧切产妇会阴清洁的方法

1. 清洁时机

更换会阴垫时;大、小便后;擦身、洗澡时。

2. 方法

(1)冲洗方法。如果会阴伤口正常,原则是由周围到中间,中心是侧切伤口处,最后冲洗的是会阴伤口处。如果会阴伤口有感染,原则是由中间到周围,中心是侧切伤口处,最先冲洗会阴伤口处。

(2)擦洗方法。如果会阴伤口正常,原则是由中间到周围,最先擦洗的是会阴伤口处。如果会阴伤口有感染,原则是由周围到中间,中心是侧切伤口处,最后擦洗会阴伤口处。

技能要求

会阴侧切产妇的会阴清洁

一、操作前准备

1. 环境:安静、温湿度适宜。

2. 物品:一次性弯盘或有盖敷料缸(盛放温开水棉球或0.1%苯扎溴铵棉球)、干棉球、干纱布、持物钳、无齿镊子、冲洗壶(内盛温开水)、臀垫、便盆。

3. 产妇:排空膀胱,思想集中,心情平静。

4. 操作者准备:着装整洁、洗手、站立于产妇右侧。

二、操作步骤

步骤1 物品放置

将床和清洁物品摆好。

步骤 2 沟通

与产妇沟通此项操作的目的,解除产妇心理顾虑,取得产妇配合,保护产妇隐私。

步骤 3 产妇体位

排空膀胱,仰卧于床上;协助脱去裤腿,穿裤套;双膝屈曲分开,充分暴露外阴部。

步骤 4 会阴清洁

(一)冲洗方法

1. 嘱产妇抬高臀部,臀垫、便盆放臀下。

2. 清洗外阴

(1)取冲水壶,用温开水冲洗,右手持长镊子取干棉球,边冲边擦(每冲洗一处用一只棉球)。

(2)冲洗顺序

①正常伤口:阴阜→两侧大腿内侧上 1/3→大小阴唇→会阴→臀部→肛门→侧切伤口。

②感染伤口:侧切伤口→小大阴唇→阴阜→两侧大腿内侧上 1/3→会阴→臀部→肛门→侧切伤口。

3. 干棉球或干纱布擦干外阴部

①正常伤口:侧切伤口→小大阴唇→阴阜→两侧大腿内侧上 1/3→会阴→臀部→肛门(伤口处单独用一棉球)。

②感染伤口:阴阜→两侧大腿内侧上 1/3→小大阴唇→会阴→臀部→肛门→侧切伤口(伤口处单独用一棉球)。

(二)擦洗方法

1. 嘱产妇抬高臀部,放臀垫、一次性弯盘或便盆放臀下。

2. 擦洗外阴

(1)长镊子夹取温开水棉球或 0、1% 苯扎溴铵棉球(每冲洗一处用一只棉球)。

(2)擦洗顺序

①正常伤口:侧切伤口→大小阴唇→阴阜→两侧大腿内侧上 1/3→会阴→臀部→肛门。

②感染伤口:阴阜→两侧大腿内侧上 1/3→大小阴唇→会阴→臀部→肛门→侧切伤口。

3. 嘱产妇抬高臀部,取出便盆或臀垫;臀下垫清洁卫生巾。

4．清理用物，放归原处。

三、注意事项

1．准备物品齐全，产妇及操作者准备符合要求。

2．冲洗及擦洗顺序、范围正确。

3．清洁面完全，无遗漏，符合无菌观念要求。

4．操作后物品清洗整理完好，能归还原处，安放有序。

5．操作熟练、认真、仔细；服务态度好，关心体贴产妇，与产妇配合好。

本学习单元 2 思考题

1．产妇会阴侧切缝合术后会阴清洁的意义。

2．产妇会阴侧切缝合术后会阴清洁的方法。

本学习单元 2 实训练习题

1．产妇会阴侧切缝合术后正常伤口的擦洗顺序。

2．产妇会阴侧切缝合术后感染伤口的擦洗顺序。

（赵风霞）

学习单元 3　产妇宫缩痛的护理

学习目标

➤ 了解产妇产后宫缩痛的原因。

➤ 掌握产妇产后宫缩痛的护理。

知识要求

一、产后宫缩痛

产褥早期因子宫收缩引起的下腹部阵发性剧烈疼痛称产后宫缩痛。产后产妇腹部发生像抽筋般的疼痛，如果是经产妇、多胞胎产妇或者巨大儿产妇疼痛感更强烈，哺乳者较不哺乳者疼痛更明显。产后宫缩痛是正常现象,产妇不要过于惊慌,疼痛时子宫呈强直性收缩,于产后1～2天出现,持续2～3天后自然消失,产妇一般可以承受,不需要持续用药。

二、产后宫缩痛原因

引起产后宫缩痛的主要原因是子宫收缩。生产后第一天,子宫维持在脐部高度,然后每天下降一横指,10～14天子宫会回复到骨盆内的位置,4～6周回复到正常体积。在产后10天内,一般通过用手掌稍微施力帮产妇做小腹环形按摩或按摩子宫等方法,来促进宫腔内残余物质排出,帮助子宫复旧。只有通过子宫肌肉的收缩,才能逐渐恢复到孕前子宫正常大小。多胞胎或者巨大胎儿致使子宫扩张过度,那么就需要更加强烈的宫缩来实现子宫的复旧,所以多胎产妇、巨大儿产妇和经产妇更容易发生产后宫缩痛。喂哺母乳者因宝宝吸乳会使体内释出催产素,刺激子宫收缩而加重宫缩痛,所以给宝宝哺乳时,也经常会出现宫缩痛。

三、如何预防产后宫缩痛

产后宫缩痛大多数为生理现象,如果频率在正常范围就没有问题,但次数太多,一个小时以上也不见缓解,就要从日常生活着手,防止宫缩的出现。

1. 不要走太多的路程和搬重物。持重物会导致腹部用力,很容易引起宫缩。

2. 防止疲劳。疲倦时躺下休息,保持安静,会很有效。

3. 不要积存压力。精神疲劳和身体疲劳一样会导致各种问题的发生,压力积攒后也容易出现腹部变硬,最好能做到身心放松。

4. 防止着凉。空调使下肢和腰部过于寒冷,也容易引起宫缩。可以穿上袜子,盖上毯子,防止着凉也很重要。

四、如何缓解产后宫缩痛

一般情况下,产后宫缩痛会在产后1～2天内出现,4～5天后自然消失,并不需要进行特别护理。但是,如果产妇疼得受不了的话,也可以采取以下方法缓解疼痛:

1. 侧睡。让产妇侧睡,避免长时间站立或久坐,以减少该部位的疼痛,坐时给产妇臀部垫个坐垫也会有帮助。

2. 热敷。用热水袋热敷小腹,每次敷半个小时,注意水温不要过高,以免烫伤。

3. 红糖泡水。山楂泡红糖水或者干姜粉冲红糖,也可有效止痛。取山楂100g,红糖适量,水煎取汤服用,每日 1 剂。一般情况下,连服几剂,可缓解产后宫缩痛并使其最终消失。

4. 服用止痛药。若宫缩痛影响到休息及睡眠,应通知医护人员,必要时可以用温和的镇静剂止痛。需注意的是,一定要遵医嘱,切不可自行乱服药。

5. 心理护理。用心理疗法可以减轻宫缩痛。紧张在临床上是一种重要致病因素,产妇精神紧张,可通过中枢神经致使大脑皮质受抑制,因此焦虑、紧张、恐惧等不良因素可使产妇对疼痛敏感增高,疼痛加剧。临床观察有 50% 的产妇有焦虑心理,75% 产妇有紧张恐惧心理。所以在产后要多做解释,将产后宫缩的特点情况告诉她们,同时介绍护理常识,以转移注意力。对于在产后耐受力强的产妇要给予鼓励,对于耐受力弱、疼痛高度敏感者要多关心。按摩法、深吸气法可消除产妇紧张心理,提高对疼痛的耐受力,嘱疼痛时产妇深呼气;在宫缩过强过频时多与产妇交谈以分散其对疼痛的注意力;同时交代产妇及时排空膀胱,进高热量饮食,保持体力,使其精神振奋,情绪高涨,促进抗痛。

6. 与产妇建立良好的关系,使产妇产生安全感和信赖感。由于中国实施计划生育,社会和家庭给产妇极大优待和照顾,这在某种程度上造成她们过分小心谨慎。这就要求护理员不仅要有过硬的专业护理水平,还要有良好的心理素质,态度要和蔼,操作要轻柔,解答问题要耐心。

五、产后宫缩痛的中医疗法

1. 姜汁加米酒按摩。姜汁性温,有驱寒的作用,而米酒则有舒筋活血的功效。用姜汁加米酒按摩小腹,能使子宫肌肉暂时放松、有效缓解产后宫缩痛。

2. 盐,艾绒。用法:胎儿娩出后,在产妇脐部平铺一层盐,将艾绒搓成绿豆大的艾炷,放在盐中央,灸 3~7 壮。枳壳、生白芍、肉桂、生甘草等份压粉,装瓶备用。用法:每次取药粉 30g,以醋调为膏状,敷脐,常规法固定,外放暖水袋热敷。

3. 用针刺中极、关元、三阴交、足三里等穴位也可以缓解产后宫缩痛。

📋 技能要求

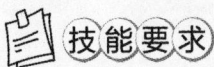

热水袋热敷法

一、操作前准备

1. 物品准备:热水袋,热水袋布套或大毛巾,大量杯内盛热水、水温计。

2. 操作者准备:着装符合要求、摘掉手上饰物,剪指甲、洗手。

二、操作步骤

步骤1 关好门窗,拉好床帘,调节室温,室内温度维持在22～26℃。请闲杂人员回避,注意保护产妇隐私。

步骤2 将70～80℃热水注入热水袋1/2～2/3量,注意不要将沸水直接充入。排出袋内空气,拧紧塞子,倒提抖动并轻挤压检查是否漏水。确认无漏水后擦干热水袋,装入布套。如果没有布套,用毛巾将热水袋整个都包起来,防止热水袋直接接触皮肤引起烫伤。测水温,对感觉迟钝者水温不超过60℃。

步骤3 产妇取半卧位或30°侧卧位,双下肢略屈曲,使产妇保持放松舒服的体位。解开产妇衣裤,袒露腹部,注意身体其他部位的保暖。

步骤4 将热水袋放置产妇小腹处,同时用衣服遮盖热水袋及腹部,注意保暖。侧卧位的产妇嘱其用手帮助固定热水袋位置,同时腰背部垫长枕头或抱枕以保持长时间侧卧体位。

步骤5 与产妇交流并注意观察产妇有无过烫等不适,防止烫伤。

步骤6 30分钟后取下热水袋,整理好产妇衣物。

步骤7 用毕将水倒净,布套洗净存放。

三、注意事项

1. 注意热水袋水温、水量恰当,热敷前注意拧紧热水袋塞子,检查是否漏水。

2. 操作过程中注意观察是否有热水漏出、渗出或流出,防止烫伤或损伤产妇。

3. 热水袋忌用板刷或肥皂洗刷去污,不用时悬挂晾干,热水袋内留适量空气防粘连。不要悬挂在阳光照射到的地方,不要与樟脑丸等化学品放在一起保存,也忌与酸、油、碱类物品接触。

本学习单元 3 思考题

请说出缓解产妇产后宫缩痛的护理措施。

本学习单元 3 实训练习题

如何用热水袋热敷法缓解产妇产后宫缩痛？

（徐小萍）

学习单元 4　产妇产后心理护理

学习目标

➢ 掌握产褥期产妇的心理调适。
➢ 掌握防止产后心理异常的护理。

知识要求

一、产褥期产妇的心理变化

产褥期是产妇心理转换时期，容易受体内外环境不良刺激而导致心理障碍。产褥期妇女的心理变化与分娩的经历、伤口愈合、体态恢复、婴儿的性别、婴儿的哺乳和健康问题等因素的变化有关。表现为：高涨的热情、希望、高兴、满足感、幸福感、乐观、压抑及焦虑。有的产妇可能因为理想中的母亲角色与现实中的母亲角色的差距而发生心理冲突；因为胎儿娩出后生理上的排空而感到心理空虚；因为新生儿外貌及性别与理想中的不相吻合而感到失望；因为现实中母亲太多的责任而感到恐惧；也为丈夫注意力转移到新生儿而感到失落等。

二、产褥期产妇心理变化的影响因素

许多因素能影响产褥期妇女的心理变化，主要包括：产妇的一般情况、产褥期的恢复、是否有能力胜任母亲的角色、家庭环境和家庭成员的支持等，这些因素均不同程度

地影响产妇的心理变化。

1. 产妇的年龄。年龄小于 18 岁的妇女,由于本身在生理、心理及社会等各方面发展尚未成熟,在母亲角色的学习上会遇到很多困难,影响其心理适应。年龄大于 35 岁的妇女心理及社会等各方面发展比较成熟,但体力和精力下降,容易出现疲劳感,在事业和母亲的角色之间的转换上也会面临更多的冲突,对心理适应有不同程度的影响。

2. 产妇的身体状况。产妇在怀孕时的身体素质如体格是否健康、妊娠过程中有无出现并发症、是否是手术生产都会影响产妇的身体状况,对心理适应也会产生不同程度的影响。

3. 产妇对分娩经历的感受。产妇对分娩过程的感受与产妇所具有的分娩知识、对分娩的期望、分娩的方式及分娩过程支持源的获得有关。当产妇在产房的期望与实际的表现有很大的差异时,则会影响其日后的自尊。

4. 产妇的社会支持。社会支持系统不但提供心理的支持,同时也提供物质资助。稳定的家庭经济状况、亲朋好友的帮助,特别是家人的理解与帮助,有助于产妇的心理适应,更能胜任照顾新生儿的角色。

三、产褥期产妇的心理调适

产褥期妇女的心理调适主要表现在两方面:确立家长与孩子的关系和承担母亲角色的责任。产褥期妇女的心理调适过程一般经历三个时期。

1. 依赖期

产后前 3 日,表现为产妇的很多需要是通过别人来满足,如对孩子的关心、喂奶、沐浴等;同时产妇喜欢用语言表达对孩子的关心,较多地谈论自己妊娠和分娩的感受。较好的妊娠和分娩经历、满意的产后休息、丰富的营养和较早较多与孩子间的目视及身体接触将有助于产妇较快地进入第二期。

在依赖期,丈夫及家人的关心帮助、护理人员的悉心指导是极为重要的。

2. 依赖—独立期

产后 3～14 日,产妇表现出较为独立的行为,开始注意周围的人际关系,主动参与活动,学习和练习护理自己的孩子,亲自喂奶而不需要帮助。但这一时期容易产生压抑,可能因为分娩后产妇感情脆弱、太多的母亲责任、因新生儿诞生而产生爱的被剥夺感、痛苦的妊娠和分娩过程、激素处于低水平等因素造成。由于这一压抑的感情和参与新生儿的护理,使产妇极为疲劳,反而加重压抑。消极者可表现为哭泣,对周围漠不关心,停止应该进行的活动等。

应及时提供护理、指导和帮助,促使产妇纠正这种消极情绪。加倍地关心产妇,并让其家人参与关心;提供婴儿喂养和护理知识,耐心指导并帮助产妇护理和喂养自己的孩子;鼓励产妇表达自己的心情并与其他产妇交流等,均能提高产妇的自信和自尊感,促进其接纳孩子、接纳自己,平稳地应对压抑状态。

3. 独立期

产后2周至1个月,此时期新家庭形成并正常运作。产妇、家人和婴儿已成为一个完整的系统,形成新的生活形态。夫妇两人甚至加上孩子共同分享欢乐和责任,开始恢复分娩前的家庭生活包括夫妻生活。在这一时期产妇和其丈夫会承受更多的压力,如兴趣与需要、事业与家庭间的矛盾,哺育孩子、承担家务及维持夫妻关系中各种角色的矛盾等。

四、产后心理异常的类型

产后心理异常包括产后忧郁(postpartum blues)、产褥期抑郁症(postpartum depression,PPD)和产后精神病(postpartum psychosis)三种类型。

1. 产后忧郁

产后忧郁指产妇从分娩到产褥第十天之间出现的轻微的、暂时的、一过性哭泣或忧郁、郁闷状态。主要特点是情绪多变,一般持续不到24小时便可自然恢复如常。西方国家报道其发病率为76%。

2. 产褥期抑郁症

产褥期抑郁症指产妇在分娩后出现抑郁、悲伤、沮丧,哭泣、易激怒、烦躁,甚至有自杀或杀婴倾向等一系列症状为特征的心理障碍,是产褥期精神综合征中最常见的一种类型。通常在产后2周出现,其病因不明,可能与遗传、心理、分娩及社会因素有关。国外报道发生率高达30%,我国发病率为5.36%~11.09%,但随着社会竞争的加剧和对该病认识的提高,其发病率逐年升高,严重危害产妇及婴儿的身心健康,因此及时发现产妇抑郁症并进行适当的心理干预至关重要。

3. 产后精神病

产后精神病是一种严重的精神错乱状态,发生率约占分娩妇女的1%~2%,多发生在产后数天至4~6周,可包括不能休息、烦躁、失眠、幻想、幻觉、思维障碍、错乱行为和退缩行为等。需要药物及专业的精神治疗。

五、防止产后心理异常的护理措施

1. 心理护理

尊重产妇,对高龄初产妇应给予更多的关注,指导和帮助她们减轻生活中的应激压力。倾听产妇的想法和感受,注意观察产妇的心理变化,表现出同情心,主动关心她们,及时发现问题,帮助解除不良的社会、心理因素;对于有不良个性的产妇,应给予心理指导,避免精神刺激,减轻心理负担和生活中的应激性压力;产后是产妇精神状态最不稳定的时期,各种精神刺激都可能引起不良的心理反应,尤其是敏感问题,比如婴儿的性别、产妇体型的恢复、孩子将加重经济负担等,应尽可能地避免。

2. 创造安静、舒适的环境

休息房间应安静、清洁、温暖、阳光充足、空气新鲜。产妇经历分娩的阵痛,体力和精力消耗巨大,过度的困乏直接影响产妇的情绪,产后需要有充分的睡眠和休息;应加强护理工作的效率,护理时间要相对集中,减少不必要的打扰,落实好陪伴制度。

3. 帮助产妇适应母亲角色

初为人母,对如何哺育和照顾好自己的孩子,往往感到十分困惑,这时应主动与产妇交流,积极向产妇宣传和普及产褥期的心理卫生知识和母乳喂养知识,给产妇讲解新生儿正常的生理发育过程,教会护理孩子的一般知识和技能,尽量减轻她们照顾孩子的压力。消除产妇自认为无能的心态,培养其母亲角色。关心、爱护、触摸婴儿,及时进行母乳喂养的指导,通过哺乳增进母子间的情感交流。

4. 争取良好的家庭氛围

一个良好的家庭氛围,有利于家庭各成员角色的获得,有利于建立多种亲情关系。家庭成员应在生活上关心、体贴产妇,帮助解决实际问题,倾听其诉说,使其从心理上树立信心,消除苦闷心情,能感受到自己在家庭、社会中的地位。

5. 注意安全保护

对于重症患者,要警惕产妇的伤害性行为,时刻有人陪护,并且请心理医师或精神科医师治疗。

6. 健康教育

让产妇及家属了解导致抑郁症的因素,避免精神刺激。讲述母乳喂养的优点,鼓励产妇锻炼身体,保持愉快的心情,且要有家人的帮助和监督,遇到问题应一起讨论有效的应对措施。

六、产后抑郁症的表现及心理护理

在宝宝出生后,新妈妈们有的高兴,有的却会忧愁,甚至抑郁,这往往是由于工作压力、生活压力所导致,其对母亲的身体恢复,对新生儿的成长发育都是不利的。产后忧郁症通常在产后 2 周出现症状,表现为易激怒、恐怖、焦虑、沮丧及对自身和婴儿健康过度担忧,常失去生活自理及照料婴儿的能力,且出现厌食、睡眠障碍、易疲倦、性欲减退等,还可能伴有一些躯体症状,如头昏、头痛、恶心、胃部灼烧感、便秘、呼吸心率加快、泌乳减少等,病情严重者甚至绝望,出现自杀或杀婴的倾向,有时还会陷入神经错乱或嗜睡状态。

1. 爱哭泣

新妈妈产后如果调养不好,心气郁结会导致产生抑郁症,有的母亲会表现为常常哭泣。她们的心情容易受到感染,经常莫名其妙地泪流满面,还有就是心理敏感,可能一点点小矛盾,或者是一句无心之言就会导致妈妈们难过哭泣。

在这时候需要帮助新妈妈调整自己的心理状态,克制自己的情绪,如果不能克制就大声地哭泣,来释放自己的压抑,这可使得新妈妈容易恢复心理健康,变得开心快乐。

2. 常难过

新妈妈在产后一旦患上抑郁症,就会觉得心里难过。她们不容易控制自己的情绪,所以经常会因为鸡毛蒜皮的小事或者是剧情苦难的电视剧而难过,也会因为丈夫的某些玩笑而难过。

要指导家人们在平时经常宽慰产妇,尤其是丈夫要经常地哄哄自己的妻子,不要让她担心忧愁,这样才有助于产妇恢复健康。

3. 感到烦躁

新妈妈可能会常常感到自己的心情烦躁,对很多事情都没有兴趣,或者是会不高兴,大发雷霆,其实这都是情绪焦躁的抑郁体现。

这时候最好让产妇听听音乐,转移注意力,或者做些自己感兴趣和喜欢的事情,这有助于妈妈们变轻松,也就不会烦躁了。

4. 对孩子不热衷

一般而言,母亲在生产之后都会心系自己的孩子,在产后会因为新生命的到来而惊喜、而开心,但是产后抑郁的母亲却不会这样,她们会反感孩子,甚至会因为孩子的吵闹而烦心,对孩子的养育也不上心,这是抑郁症中非常严重的情况。

这时候最好给新妈妈做个心理辅导,或者是让她做自己喜欢的事情,帮助调节情绪,恢复正常。

5. 自闭

抑郁症的另一个严重的症状就是自闭,新妈妈会不愿意与人讲话,不愿意接触他人,而是静静地一个人待着,她会觉得自己失去了自由,尤其是在坐月子期间,更是觉得自己被关起来了,于是更加沉默,更加伤心。

这时候需要指导家人们和产妇好好地沟通,尤其是丈夫更是应该经常陪着妻子说话,帮助她缓解情绪压力,让她变得健康。

本学习单元4思考题

1. 请说出产妇产后心理调适过程。
2. 请说出产褥期产妇心理变化的影响因素。
3. 请说出产褥期抑郁症的表现及心理护理。

(徐小萍)

学习单元5 产妇产后恢复训练

学习目标

➤ 掌握盆底功能恢复训练方法。
➤ 掌握形体恢复训练方法。

知识要求

一、产后恢复

女性在生产完毕之后,常常会因为身体过于虚弱而需要一定的恢复和保养,而这种恢复和保养被称之为产后恢复。产后1～3个月是妇女心理最脆弱、生理最虚弱的时期,这段时间的恢复好坏关系到终生健康。专家调研发现,生产后缺乏调养的产妇,其体重不易恢复,乳房疼痛、脱发、便秘、头晕、头痛、胃不适的发生率高,因产后恢复不良引起各种后遗症,会影响产妇一生健康。

产后恢复包含的主要方面有产后的子宫恢复、产后的形体恢复、产后的盆底功能恢复和产后的心理恢复,同时要做好产后饮食的调养,在恢复期间一定要注意饮食营养的均衡。

无论是顺产或是剖宫产,产后恢复都很重要,产妇要在医生和家人配合下,积极进行恢复训练,加强营养,放松情绪。经阴道自然分娩的产妇,应于产后6～12小时内起床稍事活动,包括坐在床边、扶床行走,于产后第2天可在室内随意走动,行会阴侧切或行剖宫产的产妇可推迟至产后第3日起床稍事活动。产妇应尽早适当运动及做保健操。

二、产后形体恢复的运动

1. 散步

散步是最简单、最有效的锻炼方式。散步一小时可以帮助消耗大约500千卡的能量。刚开始散步时最好一次散步5～10分钟,然后以后慢慢增加到30分钟左右。最好每次增加的时间不要超过5分钟,以自己习惯的频率不断地增加散步的时间长度。

2. 游泳

游泳是一种全身运动,不但可以塑形,还可提高心肺功能,锻炼全身几乎所有的肌肉。如果坚持有规律的强化训练,差不多几个月下来就能使人焕发神采。

3. 产褥体操

呼吸运动:仰卧,两臂放在后脑,深呼吸,使腹壁下陷,然后将气呼出。举腿运动:仰卧,两臂伸直,平放在身边,左右腿轮流高举,与身体成一直角。缩肛运动:仰卧,两膝分开,再用力合拢,同时用力收缩及放松肛门,锻炼骨盆底肌肉,预防肌肉松弛。

4. 产后瑜伽

产后瑜伽对产妇产后形体恢复效果明显。产后瑜伽通过瑜伽体位和呼吸法、冥想法配合,达到强壮、滋养生殖器官,调整和迅速恢复子宫位置、恢复体能等目的。通过针对腰、腹、臀、腿、臂的姿势练习,使之紧绷,消除孕期堆积的脂肪,并改善孕期产生的不良姿势,恢复轻盈体态。

三、产后形体恢复的好处

产后形体恢复运动的目的在于预防或减轻因孕产造成的身体不适及功能失调,恢复腹部、骨盆肌肉群及盆腔内器官功能,经过特别设计的产后恢复训练不止恢复身材,对于因怀孕而涨大的子宫所长期压迫到的周围器官如胃肠、膀胱及血液循环等都有复原的作用。形体恢复训练能帮助产妇子宫和骨盆的复原,及早恢复体形,树立信心。

1. 可以帮助子宫收缩,促进子宫的复旧和恶露的排出,促进性器官的复原。

2. 可以促进腹壁及盆底肌肉张力的复原,尤其对腹壁过度膨胀的产妇,如羊水过多、双胎、巨大婴儿等更为重要。

3. 可以补充产妇在产褥早期活动的不足,促进膀胱功能恢复,减少尿潴留的发生。

4. 可以改进肠道功能,防止便秘。

5. 可促进盆腔脏器及全身的血液循环,使血液循环通畅,减少静脉血栓及下肢静脉炎的发生。

6. 有利于保持健美的体形。

四、产后形体恢复训练的原则

1. 要坚持母乳喂养

母乳喂养有利于瘦身,产妇在分娩前体内会积存许多热量,而乳汁的大量分泌,可以消耗体内积存的热能,有助于产妇瘦下去。产后如果不哺乳,体内热量散发不出去,反而容易使产妇发胖。

2. 训练前排除禁忌证

训练前先向医生咨询,在其评估、许可后方可进行。高血压、心脏病患者,生命体征不平稳的病人,安装了心脏起搏器的患者,以及不能经受刺激的精神病人等不能进行恢复运动。若是生产后伤口较大或者剖腹产者,最好先请教医师的意见;若外阴道有出血或由于外阴切开术疼痛,要避免中等强度的训练;如阴道出血增加或血液成鲜红色要立即停止运动。

3. 训练要循序渐进、量力而为

产后42天内,是产妇身体从怀孕、分娩的状态恢复到正常的阶段。这段时间里,产妇体内的激素水平还没有恢复正常,而且受到妊娠晚期激素水平的影响,无论是子宫韧带、内脏韧带还是连接骨关节的韧带都处于松弛状态。所以,产妇不宜过于劳累,也不能太频繁地活动,务必要依照建议天数循序渐进、量力而为。

如果产妇是正常分娩,产后恢复较好,那么产后1~2天产妇就能开始做一些简单的动作,比如呼吸运动、手指运动、脚部运动。但是要注意在整个产褥期避免过度运用腹压的运动,比如说上身的负重、下蹲等,类似这样的动作要尽量减少。

五、产后女性盆底肌肉的损伤

盆底肌肉是指封闭骨盆底的肌肉群,女性的盆底肌肉犹如一张"吊网",尿道、膀胱、阴道、子宫、直肠等脏器被这张"网"紧紧吊住。盆底肌肉除了使盆腔脏器维持正常的解剖位置之外,还参与了控制排尿、控制排便、维持阴道的紧缩度、增加性快感等多项生理活动。

一旦这张"网"弹性变差,"吊力"不足,便会导致"网"内的器官无法维持在正常位置,从而出现相应功能障碍,如大小便失禁、盆底脏器脱垂等。产后的女性,也就是经历了妊娠和分娩的女性,不论是顺产还是剖宫产,十月怀胎的过程都使其骨盆底部的肌肉不可避免地受到损伤。其机理是:正常体位时,人体正常的生理弯曲使腹腔压力和盆腔脏器的重力轴指向骶骨;而妊娠时,腰部向前突出,腹部向前鼓起,向下突出,使重力轴线向前移,而使腹腔压力和盆腔脏器的重力指向盆底肌肉,加上子宫重量日益增加,使盆底肌肉处在持续受压中而逐渐松弛,严重时导致盆底功能障碍。

六、产后女性盆底功能障碍的危害

妊娠和分娩使盆底肌肉受损的必然性导致了女性盆底功能障碍性疾病的常见性和多发性。盆底肌肉功能没有及时康复将逐渐发展为尿失禁、子宫脱垂、膀胱和阴道壁膨出等盆底功能障碍,并且随着年龄的增长,身体生理功能下降,激素水平下降,肌肉更加松弛,相应的并发症就会越来越严重,给妇女造成难以言状的痛苦。我国已婚已育的女性45%都有不同程度的盆底功能障碍,但由于对本病缺乏基本的认识,甚至错误地认为生完孩子后出现这些问题是很正常的,于是,大多数女性都默默地忍受着这种疾病带来的痛苦。这样的病虽然要不了命,却给妇女的生活带来极大的不便,严重影响了妇女的生活质量。在欧美国家,更是把尿失禁喻为"社交杀手病",足见其危害性。

七、盆底功能障碍的表现

产后盆底功能障碍的常见症状有阴道松弛、压力性尿失禁、性生活不满意、反复泌尿感染等。如没有得到及时治疗,日后还可能伴有子宫脱垂、膀胱和尿道膨出、尿道内括约肌关闭不全、尿失禁等并发症。

盆底功能障碍初期表现为阴道松弛、性生活不满意。不仅给产妇带来身体上的不适,还可能因阴道松弛、性生活过程中不会或不能收缩盆底肌肉而导致男女双方性快感下降,影响婚姻生活质量。

最常见的症状为压力性尿失禁。轻度的表现为咳嗽、喷嚏、大笑或提重物等增加腹压时尿液不自主溢出；中度的表现为走路快就会尿湿裤子；重度的表现为站立时都会发生尿失禁。有些妇女需要长期使用护垫或尿片，而且反复泌尿系统感染如尿频尿急，使生活质量受到严重影响，也严重地影响了个人形象和社交生活。

后期发生子宫脱垂更是苦不堪言，患者阴部有下坠感，阴道发胀不适，伴小腹胀痛，腰背酸痛，重度脱垂的子宫在走路时经常会摩擦到，引起溃疡、化脓或子宫肥大等问题，不易痊愈。

八、盆底功能恢复训练

盆底功能障碍的治疗分为手术治疗和非手术治疗，非手术治疗主要有盆底肌锻炼、生物反馈疗法及电刺激疗法。产后盆底肌锻炼是产后盆底功能恢复、预防盆底功能障碍的最简便方法，如果错失产后康复的良机，到时候就只能选择手术治疗，不仅成本高、效果不甚理想，而且对身体损伤大，增加病人的痛苦，同时会带来更多的社会医疗问题。

目前盆底功能恢复训练主要是盆底肌锻炼法（PFME），又称为 Kegel 运动。对产后 42 天的妇女常规进行盆底肌肉锻炼，可以大大减少盆腔器官脱垂以及尿失禁等盆底功能障碍性疾病的发生，同时唤醒盆底的神经及肌肉，使阴道更好地回复到紧缩状态，从而提高性生活的质量。

盆底肌肉锻炼的方法就是训练耻骨尾骨肌的收缩，即有意识地对以肛提肌为主的盆底肌肉进行自主性收缩，以加强控尿能力及盆底肌肉力量。简单而言就是做缩紧肛门的动作，就好像人们在努力憋尿或抑制排便时的动作一样，可以同时伴有轻微的腹部、臀部以及大腿内侧肌群的收缩，但必须是以盆底提肛肌群收缩为主。

具体做法：持续收缩盆底肌（提肛运动）2～6 秒，松弛休息 2～6 秒，如此反复 10～15 次。有些产妇一开始持续不了，可以从 2 秒开始，循序渐进，只要想到就时时反复练习，无论躺着、站着、坐着都能进行。等熟练后可以配合其他日常活动进行锻炼。每当梳头、刷牙、化妆、熨衣服时，十字路口等绿灯时，坐电梯时，看电视节目插播广告时，接电话时……要让 Kegel 练习"习惯成自然"。

盆底功能恢复训练务必每天坚持锻炼，使盆底肌达到相当的训练量才可能有效，一般 4～6 周患者有改善，3 个月有明显效果。

九、盆底功能恢复训练的要点

盆底肌肉锻炼关键在于准确找到要锻炼的肌群，即骨盆底部肌肉群，也称为 PC

(pubococcygeus)肌。如果没有找准肌肉群,那么锻炼是无效的;如果在锻炼中感到腰酸背痛,则说明锻炼的肌肉不正确。刚开始锻炼时可以指导产妇模仿以下动作:

1. 类似中断排尿的过程。嘱产妇在排尿的中途,有意让尿线停止几秒钟,然后再继续排尿……如此反复收缩、放松几次,告知产妇感到这中间在舒缩运动的肌肉就是PC肌。进行这样的尝试时,须告知产妇注意背部、腹部、大腿等部分的肌肉应当充分松弛。可以这样多练习几次,特别要注意PC肌与收缩肛门的肌肉有所不同。

2. 如果仍不能掌握,可以让产妇将自己的手指伸入阴道内,然后进行阴道收缩,用阴道的肌肉去紧"裹"她的手指,如果手指感觉到阴道的收缩则说明锻炼的肌肉正确。

3. 对于较易健忘的患者,可以于每次上厕所时进行相应锻炼。

4. 通过以上方法仍无法正确锻炼到盆底肌肉的患者,需要求助医生,应用盆底肌肉生物反馈的方法来找到正确的锻炼方法,盆底肌肉生物反馈治疗提供了反映会阴肌肉活动情况的信号,以视觉或听觉的形式表现出来,可以指导产妇很好地、有选择性地收缩和放松盆底肌,并保持其他肌肉松弛。

技能要求 1

形体恢复训练

一、操作前准备

1. 环境准备:光线充足,温湿度适宜,空气新鲜。检查练习区域,确保没有可能划伤或绊倒产妇的物品。选择在硬板床、榻榻米或地板上练习,如果在地板上练习,要保证地面不滑。

2. 物品准备:枕头一只,体操垫(瑜伽垫)一块。

3. 产妇准备:衣着运动服、瑜伽服或宽松、弹性好的衣裤,排空膀胱。

二、操作步骤

步骤 1　脚踝运动(产后第 1 天运动)

时间:每天 2 次,每次做 8 遍。

方法:用胸式呼吸的姿势,双手放在两侧,脚伸直,后脚跟着地,绷紧脚背,使脚尖向前(如图 1-14 所示);接下来屈脚背,使脚尖向上(如图 1-15 所示);然后顺时针转动双脚脚踝,再逆时针转动双脚脚踝。

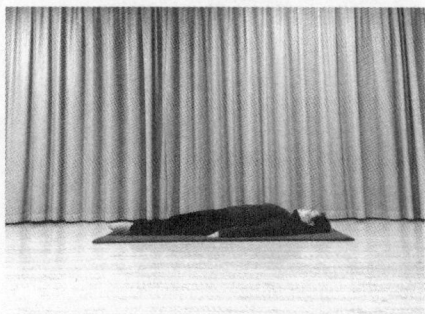

图 1-14 脚踝运动(1)　　　　　图 1-15 脚踝运动(2)

作用:锻炼下肢肌肉及踝关节韧带、防止下肢静脉血栓。

步骤2　腹式呼吸运动(产后第2天运动)

时间:每天2次,每次做8遍。

方法:仰卧,膝盖直立,脚心平放在垫子上,双手轻轻地放在肚子上。慢慢地做深吸气,让肚子鼓起来,稍微憋会儿气,然后再慢慢地呼出,使肚子瘪下去。(如图1-16所示)

作用:健肺、锻炼腹部肌肉。

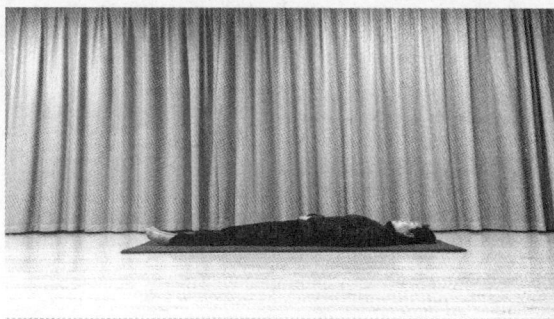

图 1-16 腹式呼吸运动

步骤3　抬头运动(产后第2天运动)

时间:每天2次,每次要求每只手各做5遍,要在做腹式呼吸运动之后做。

方法:撤掉枕头,双腿并拢伸直,一只手放在肚子上,另一只手放在体侧。抬起头,眼睛能看到肚子上的手(此期间不停止呼吸),呼吸一次,再躺下,然后交换双手再重复。(如图1-17所示)

作用:锻炼腹部肌肉。

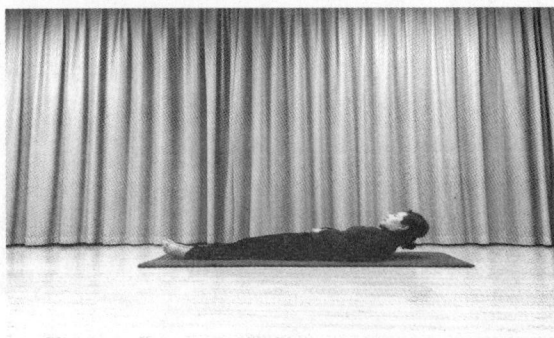

图 1-17 抬头运动

步骤 4 胸部运动(第 3 天运动)

时间:每天 2 次,每次做 8 遍。

方法:两臂左右平伸,然后上举至两掌相遇,保持手臂伸直,停止数秒后,再回到左右平伸重新开始。(如图 1-18 所示)

作用:锻炼胸部肌肉,防止乳房下垂。

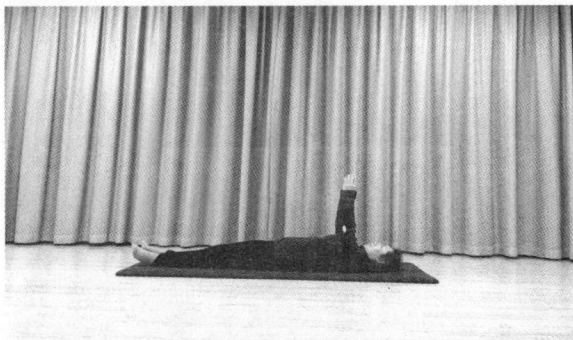

图 1-18 胸部运动

步骤 5 骨盆摇摆运动(产后 1 周运动)

时间:每天 2 次,每次做 8 遍。

方法:平躺床上,稍稍弓起背部,双手抱双膝,使骨盆腔向上悬起并左右摇摆。(如图 1-19 所示)

作用:矫正脊柱前弯及下背痛。

步骤 6 臀部运动(产后 1 周运动)

时间:每天 2 次,每次做 8 遍。

方法:平躺在床上,将双腿屈起,慢慢地将臀部向上抬起离地,以脚跟及肩部支撑身

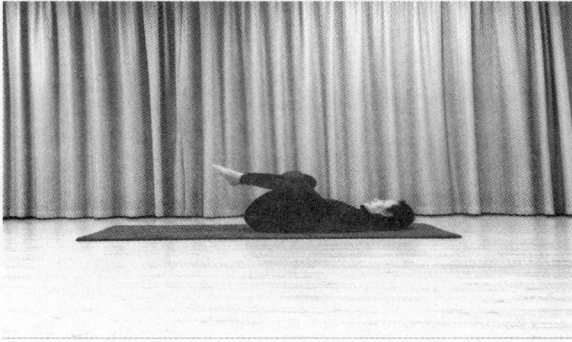

图 1-19　骨盆摇摆运动

体片刻,然后慢慢地放下还原,重复数次。(如图 1-20 所示)

作用:锻炼臀部肌肉。

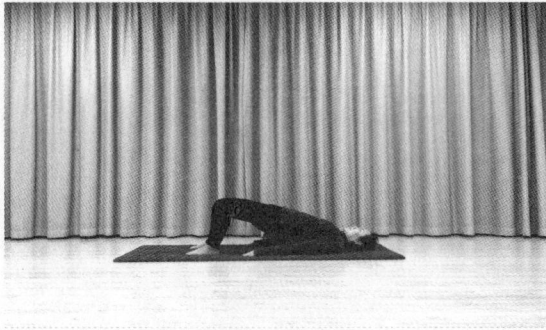

图 1-20　臀部运动

步骤 7　腹部运动(产后半个月运动)

时间:每天 2 次,每次做 8 遍。

方法:平躺在床上,两手交叉于胸前,慢慢坐起,同时保持双腿并拢,待体力完全恢复后,双手可放置在头后再坐起,为似仰卧起坐的动作。(如图 1-21 所示)

作用:锻炼腹部肌肉。

步骤 8　腿部运动(产后半个月运动)

时间:每天 2 次,每次做 8 遍。

方法:平躺在床上,轮流抬高双腿与身体成直角,待产后体力稍有恢复时,可同时抬起双腿。(如图 1-22 所示)

作用:锻炼腿部及会阴部肌肉。

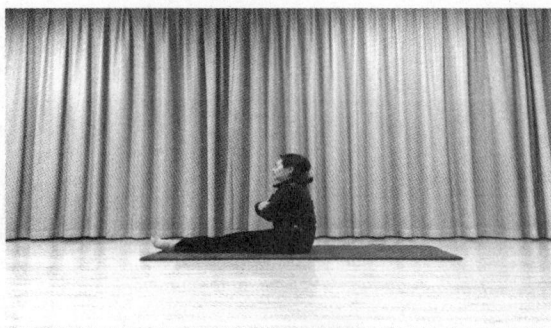

图 1-21　腹部运动

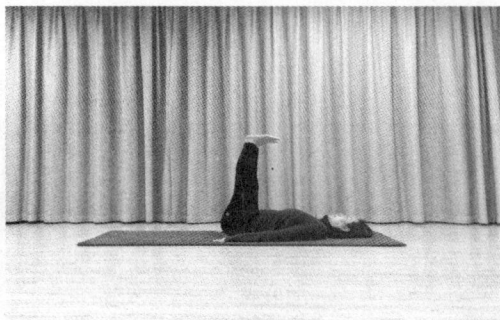

图 1-22　腿部运动

三、注意事项

1. 运动量力而行、循序渐进。运动量不宜太大，时间不宜太长，以产妇做完操后不感到疲惫，侧切伤口或腹部伤口不因做操而感觉疼痛为宜。

2. 避免在饭前或饭后一小时内进行，运动前排尿和排便，运动后出汗，记得补充水分。

3. 所有运动请配合深呼吸，缓慢进行以增加耐力；每天早晚各做 15 分钟，至少持续 2 个月；次数由少渐多，勿勉强或过累。

4. 室内保持温暖，空气新鲜，不可有风直接吹在身上。

5. 阴道和会阴切开或有裂伤的人，伤口愈合以前应避免做影响盆底肌恢复的动作（如抬臀）。身体不适或运动时恶露增多且颜色鲜红时应停止运动。

技能要求 2

盆底功能恢复训练

一、操作前准备

1. 环境准备:室内安静,避免他人打扰。

2. 物品准备:秒表。

3. 产妇准备:衣着宽松,排空膀胱,取仰卧位,尽量放松,并保持平缓的呼吸。

二、操作步骤

步骤 1　缓慢收缩

方法:指导产妇吸气,然后在吸气过程中紧闭肛门,就像正在制止排便。同时紧闭尿道口、阴道口,感觉像憋尿。想象电梯正在上升,一楼、二楼、三楼……当感到到达顶层时,屏气,保持尿道口、阴道口、肛门同时紧缩。坚持数秒钟,然后缓慢放松,千万不要一下子松懈下来。放松臀部和大腿。将注意力集中在尿道口,而不是肛门部。

作用:缓慢收缩动作可以锻炼盆底肌肉的耐力。

步骤 2　迅速收缩

方法:如果通过步骤1的训练已经感到盆底肌在逐步增强起来,继续重复以上的锻炼。在步骤1基础上提高收缩的速度,尽可能快地绷紧和放松 PC 肌……数数在 1 分钟内可以进行多少次舒缩。

作用:迅速收缩动作可以加强对盆底肌的控制能力。

步骤 3　缩肛

方法:指导产妇吸气,然后在吸气过程中紧闭肛门,就像正在竭力制止肛门排气,然后屏气,坚持数秒后缓慢放松。确保锻炼时松弛阴部肌肉。

作用:锻炼肛门括约肌,同时也加强整个骨盆底。

步骤 4　腹式呼吸

方法:指导产妇一手放在腹部,另一手放在乳房下方,用腹部吸气,想象一只气球慢慢充气过程。然后呼气,同时紧吸脐部,让脐部紧贴背脊。也可以让产妇在吸气时挺起乳房,呼气时紧压乳房。吸气一秒钟,缓缓呼气,再吸气,再呼气,循环重复4次,保持盆底肌肉松弛。

作用：锻炼注意力，有助于配合盆底功能恢复训练。

三、注意事项

1. 产后盆底功能恢复重在持之以恒，注意量力而为，循序渐进。

2. 注意放松，集中精力感受肌肉的收缩与放松。

3. 指导产妇练习时进行想象。想象在大楼里升降的电梯，它"上升"的时候就伴随你的 PC 肌收紧，而"下降"则伴随 PC 肌的松弛；你可以选择让这部"电梯"逐级"停站"，或者让它迅速在"楼顶"和"楼底"间穿梭。

4. 可以配合有节奏的动感音乐进行练习，给简单的运动增加乐趣。

本学习单元 5 思考题

1. 请说出产妇产后形体恢复训练的原则。

2. 请说出产妇盆底功能恢复训练的要点。

本学习单元 5 实训练习题

1. 如何对产妇进行形体恢复指导？

2. 如何对产妇进行盆底功能恢复训练指导？

（徐小萍）

第2章　新生儿照护

第1节　新生儿生活照护

学习单元1　新生儿睡眠评估与护理

🎯 **学习目标**

➢ 了解新生儿睡眠的时间和周期。

➢ 熟悉新生儿正常睡眠的形态和特征。

➢ 熟悉影响新生儿睡眠的常见因素。

➢ 掌握新生儿睡眠护理的常用方法。

📚 **知识要求**

一、新生儿睡眠时间

新生儿时期睡眠为主要的状态，每天要睡 16～17 个小时，约占一天的 70％。之后随着年龄增大，日间活动增加，睡眠时间相应减少。新生儿睡眠周期约 45 分钟，睡眠周期随宝宝成长会逐渐延长，但每个宝宝的睡眠时间和小睡次数会因食欲、精神状态及情绪而发生偏差。不同年龄宝宝的日间和夜间的大致睡眠时间如表 2-1 所示。

表 2-1　不同年龄婴儿和幼儿的睡眠时间

年龄	睡眠时间（小时）		年龄	睡眠时间（小时）	
	白天	晚上		白天	晚上
1 周	8	8.5	18 个月	2.5	11
1 个月	7	8.5	2 岁	2	11

续表

年龄	睡眠时间(小时)		年龄	睡眠时间(小时)	
	白天	晚上		白天	晚上
3个月	5.5	9.5	3岁	1.5	10.5
6个月	3.75	10.5	4岁	0.25	11.25
9个月	3	11	5岁	0	11
12个月	2.75	11	6岁	0	10.75

二、新生儿睡眠特点

根据美国和荷兰心理学家的分类,新生婴儿觉醒和睡眠的不同程度分为6种意识状态,分别是2种睡眠状态即安静睡眠(深睡)和活动睡眠(浅睡),3种觉醒状态即安静觉醒、活动觉醒和哭,还有一种是介于睡眠和醒之间的过渡形式即瞌睡状态。

以下介绍2种睡眠状态与瞌睡状态时小儿的具体表现。

1. 安静睡眠状态:婴儿的面部肌肉放松,双眼闭合,呼吸均匀。全身除偶尔的惊跳和极轻微的嘴动外,没有其他的活动。此时新生儿处于完全休息状态。

2. 活动睡眠状态:眼通常是闭合的,偶见短暂睁眼,眼睑有时颤动,若仔细观察可见到眼球在眼睑下快速运动。呼吸不均匀,较安静睡眠状态稍快。四肢和整个身体偶尔有些活动。脸上常有奇怪、有趣的表情,如做怪相、微笑和皱眉。有时出现吸吮动作或咀嚼运动。在觉醒前,通常处于这种活动睡眠状态。以上两种睡眠时间约各占一半。

3. 瞌睡状态:此状态常见于刚刚醒来或入睡之前。眼睛半睁半闭,眼睑出现闪动,眼闭合前眼球可能向上滚动。目光变呆滞,反应迟钝。有时微笑、皱眉或噘起嘴唇,常伴有轻度惊跳。当新生儿处于此种睡眠状态时,要尽量保持安静,不要立刻进行喂奶等活动打扰新生儿睡眠。

三、新生儿睡眠影响因素

新生儿可能由于以下几种因素影响睡眠,在睡眠过程中应注意排查:

1. 喂养不当。有时婴儿吃得过饱,造成腹部不舒服;或吃得不够,感到饥饿,也会哭闹不睡。

2. 尿布或衣物影响。若没有及时更换尿湿的尿布,或新生儿所穿衣服过紧、包被太厚,都会引起新生儿感觉不适,会通过哭闹不睡表达自身感受。

3. 皮肤问题。新生儿可由于蚊虫叮咬或发生湿疹,引起瘙痒,从而影响睡眠质量,夜间烦躁尤其明显。

4. 缺乏微量元素。比如钙元素的缺乏就可以引起宝宝睡眠不稳。

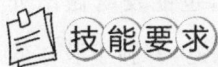

📋 **技能要求**

新生儿睡眠的护理

一、睡眠前准备

为了给予新生儿高质量的睡眠,在宝宝准备睡眠之前,需先行做好准备工作。

1. 环境:室内温度适宜,保持在 24～26℃,湿度保持在 55％～65％。将室内光线调暗,可拉拢窗帘或关闭灯源。关闭门窗,减轻外界噪声对睡眠环境的影响。同室其他人尽量保持室内安静,给予新生儿良好的睡眠环境,保证睡眠时长及质量。睡眠过程中,家属应将可发声的电子设备(手机、闹钟等)关闭或设置成静音,避免突然响起吵醒宝宝,甚至引起惊吓。

2. 衣被:选取棉质、亲肤质地的衣被。要注意盖在宝宝身上的被子应温暖但轻软,不能过厚过重,太重容易阻碍宝宝睡眠时正常肢体的运动,引起肢体不适感,从而影响睡眠的质量。宝宝身上所穿衣物或包裹不宜太紧,尽量保持肢体的自由度,使宝宝在"伸懒腰、打哈欠"时感觉舒适。

3. 情绪:宝宝常在吃奶后入睡,在喂奶过程中母亲应尽量和宝宝保持愉快的眼神交流及肌肤的接触,有利于促进睡眠的质量。也可在喂奶时或准备进入睡眠时播放诸如摇篮曲等轻柔音乐,使宝宝在轻松、欢乐的情绪下入眠。在宝宝睡眠过程中不要轻易打扰,更要避免大声的吵闹或大力摇晃,切忌突然惊醒或是粗鲁地中断宝宝睡眠。

二、睡眠时护理

宝宝睡眠时可根据睡前情况选择不同的睡眠姿势。

1. 侧着睡:哺乳后即入睡的新生儿应采取右侧卧位。因新生儿胃呈水平位,胃的贲门括约肌比较松弛,右侧卧位可防止胃内乳汁返流产生溢乳。宝宝自己难以保持侧卧体位,需在其背后垫枕头等辅助。另外,有家长担心宝宝长时间维持同一睡眠卧位可能引起头型改变。确实,由于新生儿骨缝尚未闭合,骨骼可因长期外力作用而发生形态变化,因此在睡眠过程中,亦应适时进行调整。侧睡时应注意耳郭是否受压,否则可能造成"招风耳"。

2. 仰着睡:如非喂乳后即刻睡眠,仰着睡是宝宝睡眠最常用的体位。仰睡有利于家长直接而清晰地观察宝宝睡眠中的表情变化,如发生吐奶等情况,也能及时做出处理。仰着睡有利于肌肉的放松,宝宝的内脏器官和手脚也不会受到压迫,有利于肢体的运动发育。

3. 趴着睡:新生儿最好不要采取此种睡眠姿势。新生儿头部相对较大较重,而颈部肌肉发育不完善,无法随意转动头部及翻身,口鼻容易被枕头及被褥等堵住。另外,新生儿趴着睡时,颈部扭转会形成气道阻塞,也可能出现窒息。

本学习单元 1 思考题

1. 请说出新生儿睡眠不同阶段的特点。

2. 请说出新生儿睡眠前的环境准备工作。

3. 请说出引起新生儿睡眠不稳的常见原因。

4. 请列举新生儿睡眠不同姿势的优缺点。

(吴珊珊)

学习单元 2　新生儿排便照护

🎯 学习目标

➤ 掌握新生儿大小便的正常性状。

➤ 掌握尿不湿更换方法。

➤ 掌握简易通便方法。

📚 知识要求

一、新生儿大便

大多数婴儿出生后 12 小时内开始排出粪便,颜色通常是墨绿色,或棕黑色,呈黏糊状,没有臭味,即胎粪。接下来几天,粪便颜色逐渐变淡,一般在 3～4 天内胎粪排尽,婴儿粪便转为黄色。早产儿由于胎粪形成较少,肠蠕动乏力,通常胎粪排出延迟。若婴儿

(包括早产儿)排出延迟超过 24 小时,应报告医生做进一步检查,以确定是否有消化道的先天异常。

母乳喂养的婴儿的大便呈黄色或金黄色,或者偶尔带点绿色,可见到奶瓣,无明显气味或略有酸味;形状为均匀软膏状或者糊状,有时呈稀薄、不均匀的粪便;次数为每天 2~3 次,部分婴儿有时每天大便次数可达 6 次。配方奶粉喂养婴儿的大便呈泥状,大都为土黄色,偶尔呈绿色,常可见到奶瓣,无明显气味或略有臭味;奶粉喂养婴儿比母乳喂养婴儿的大便次数一般要少。混合喂养婴儿大便的性状、颜色、次数等都介于母乳喂养婴儿和奶粉喂养婴儿之间。

二、新生儿小便

多数婴儿出生后 24 小时内就开始排尿,有的婴儿在分娩过程中排出了第 1 次小便,所以出生后的第 1 天里也可能不再排尿。出生头三天的婴儿,尿量很少,与胎便一起混在尿布上,也常常不容易被发现。如果出生后 48 小时确实无尿,则要考虑有无泌尿系统畸形。

以后随着婴儿摄入的奶量逐渐增加,小便总量逐天增加,小便次数也逐渐增多,到出生后一周小便次数可增加到每天 10~30 次,小便颜色也慢慢变淡。少数婴儿出生后刚排出的小便略带砖红色,这是由于尿酸盐沉积所致,属正常现象一般不必特殊处理,只需增加喂奶量,过几天即可逐渐消失。

三、布尿布和尿不湿的优缺点

布尿布以选择白色、细柔、纯布制作为宜。其优点有:①可以重复使用,经济。②天然、透气。缺点包括:①隔湿性差,尿湿或便后要尽快更换,清洗量很大,稍不注意,宝宝的皮肤就容易浸泡在尿渍和便渍中,清洗和晾晒条件不好,容易滋生细菌。②新生儿便尿频繁、无规律,频繁更换,容易干扰睡眠。

尿不湿的优点包括:①吸水性强,同时有隔水无纺布,可以保持肌肤干爽。②一次性使用,减少照顾者的工作量。缺点有:①透气性较尿布差。②费用较高。

四、如何选择尿布

选择什么样的尿布属于个人自由,应根据实际情况选择。但建议前 3 个月最好选择优质尿不湿,以免干扰小婴儿睡眠。每 2~3 小时更换一次,或便后立即更换。之后,夏天时,在白天可以选择布尿布,晚上或外出使用尿不湿。

技能要求 1

尿不湿更换法

一、操作准备

1. 环境准备：环境清洁宽敞，明亮通风，气氛轻松愉快；关上室内门窗，调节室温至24～28℃，避免对流风。

2. 护理员准备：工作服干净整洁，清洗双手。

3. 物品准备：干净尿不湿、小盆温水、小毛巾。

二、操作步骤

步骤 1　解释沟通

向小儿家属介绍本次操作的内容，并询问有无特定要求。

步骤 2　更换尿不湿

将小儿平放于床或小桌上，使其感觉舒适安全。打开干净尿不湿，用一只手把小儿臀部抬起，把有腰贴的半边放在小儿的脏尿不湿下面，注意干净尿不湿的顶端应该放在小儿腰部的位置。（如图 2-1 所示）

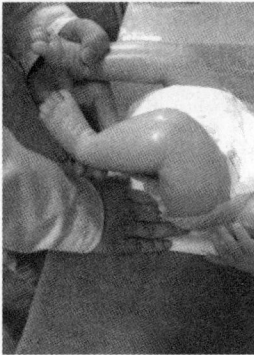

图 2-1　抬起臀部

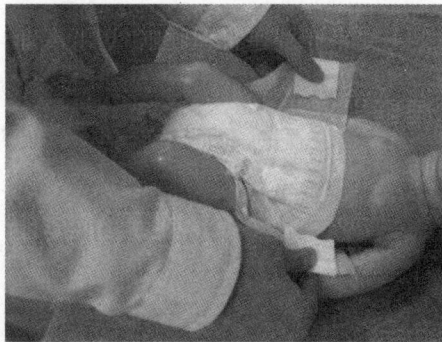

图 2-2　折叠腰贴

步骤 3　把脏尿不湿的腰贴打开并折叠，以免粘住小儿的皮肤。（如图 2-2 所示）

步骤 4　把脏尿不湿的前片拉下来。（如图 2-3 所示）

步骤 5　一只手抓住小儿的两个脚踝,轻轻上抬,另一只手把脏尿不湿在小儿屁股下面对折,干净的一面朝上,防止小儿的脏屁股把下面要替换的干净尿不湿弄脏。(如图 2-4 所示)

图 2-3　拉下前片

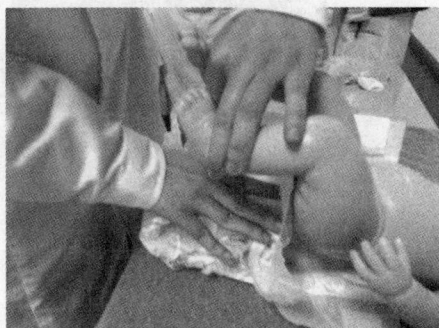

图 2-4　抓住脚踝

步骤 6　用温水湿毛巾清洗小儿会阴部。(如图 2-5 所示)如果是女孩,注意从前往后(朝着屁股的方向)擦,这有助于防止细菌感染。(如图 2-6 所示)

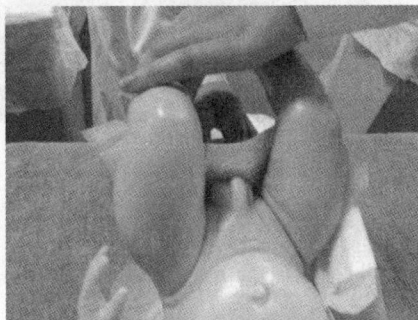

图 2-5　清洗臀部 1

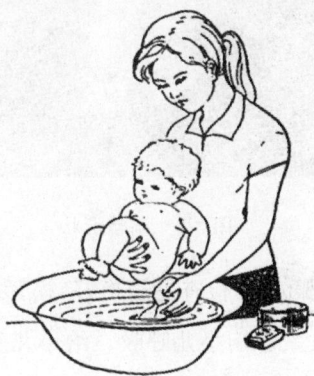

图 2-6　清洗臀部 2

步骤 7　清洗完之后,让小儿的屁股自然晾干,或者用一块干净的布轻轻吸干。根据需要涂擦护臀膏。(如图 2-7 所示)

步骤 8　把脏尿不湿拿走,放在一边。留下干净的尿不湿在下面;把干净尿不湿的前片向上拉起,盖住小儿的肚子。(如图 2-8 所示)

步骤 9　适度地分开小儿双脚,调整好尿不湿形状。(如图 2-9 所示)

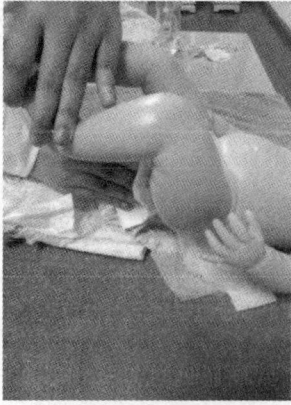

图 2-7　吸干水分

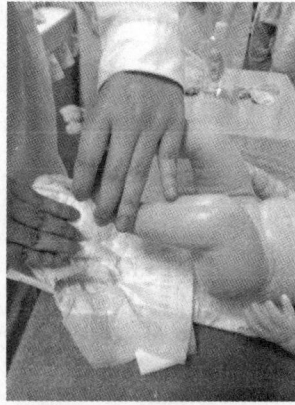

图 2-8　撤除脏尿不湿

步骤 10　把尿不湿两端的腰贴粘牢。但要注意不能太紧,以免引起小儿不适。同时还要小心,不要让腰贴粘到小儿的皮肤上。(如图 2-10 所示)

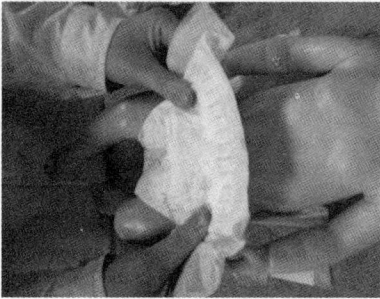

图 2-9　调整形状

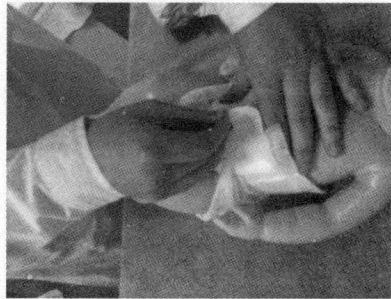

图 2-10　粘好腰贴

步骤 11　检查是否换好,松紧适宜,要留下可容纳两只手指的余地,如太松要重新粘好,太紧影响小儿呼吸。给小儿整理好衣服,保持包好包被。(如图 2-11 所示)

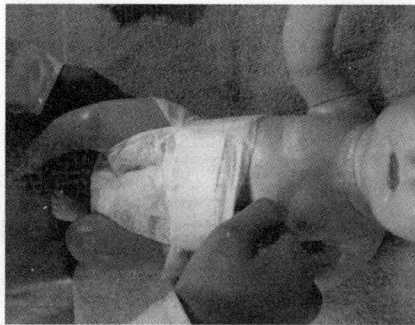

图 2-11　检查松紧度

三、注意事项

1. 动作轻快,注意保暖,减少暴露。防止小儿受凉或损伤。

2. 尿不湿的大小、宽度、松紧应适宜,过宽、过紧会影响小儿活动及擦伤外生殖器,过窄、过松会使大便外溢。

3. 尿不湿前后端位置应适宜,后端过高易污湿衣服,使小儿受凉。前端平脐以下,尤其是脐带没有脱落的小儿,不能盖脐部。

技能要求 2

开塞露使用法

常见的开塞露有两种制剂,一种是甘油制剂,另一种是甘露醇、硫酸镁制剂。两种制剂成分不同,但原理基本一样,都是利用甘油或山梨醇的高浓度,即高渗作用,软化大便,刺激肠壁,反射性地引起排便反应,再加上其具有润滑作用,能使大便容易排出。

一、操作准备

1. 环境准备:环境清洁宽敞,明亮通风,气氛轻松愉快;关上室内门窗,调节室温至24～28℃,避免对流风。

2. 护理员准备:工作服干净整洁,清洗双手。核对姓名、药名、用药剂量、给药的时间。

3. 物品准备:开塞露(如图 2-12 所示)、卫生纸、便盆。

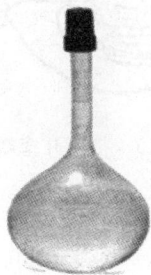

图 2-12 开塞露

二、操作步骤

步骤 1　解释沟通

向小儿家属介绍本次操作的内容，并询问有无特定要求。

步骤 2　协助小儿将裤子脱至膝盖处取俯卧位或采取侧卧位，使臀部靠近床沿，将卫生纸垫于臀下，并适度垫高臀部。（如图 2-13 所示）

步骤 3　剪去开塞露顶端，挤出少许甘油润滑开塞露入肛门段。（如图 2-14 所示）

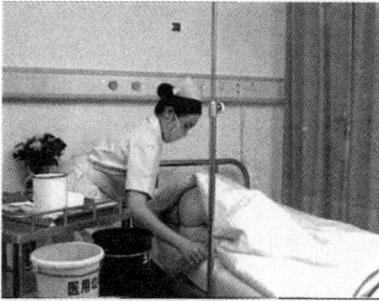

图 2-13　臀部靠近床沿

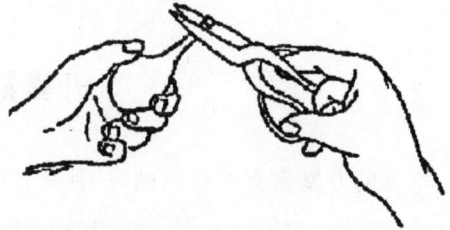

图 2-14　剪去顶端并润滑

步骤 4　持开塞露球部，缓慢插入肛门，至开塞露"颈部"，快速挤压开塞露球部。同时嘱小儿深吸气。（如图 2-15 所示）

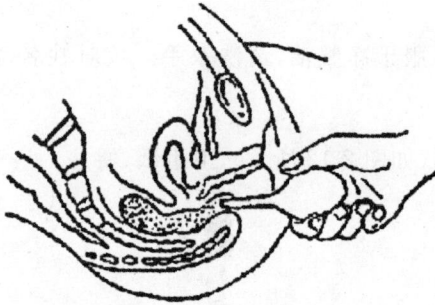

图 2-15　挤压开塞露球部

步骤 5　挤尽后，一手持卫生纸按摩肛门处，一手快速拔出开塞露外壳。并嘱小儿保持原体位十分钟左右。

步骤 6　对于主诉腹胀有便意者，应指导其继续吸气，并协助按摩肛门部。

三、注意事项

1. 刺破或剪开后的注药导管的开口应光滑,以免擦伤肛门或直肠。

2. 对开塞露过敏者禁用,过敏体质者慎用。

3. 开塞露是通过刺激肠壁引起排便反射来帮助排便,如果经常使用,直肠被刺激次数越多,它的敏感性就越差,一旦适应了该药物将不再有反应,所以不宜常用。

本学习单元 2 思考题

1. 请说出新生儿正常大便的性状。

2. 请说出新生儿排尿特点。

3. 请说出布尿布和尿不湿的优缺点。

4. 请说出如何帮助小儿选择尿布。

本学习单元 2 实训练习题

1. 新生儿更换尿不湿方法练习。

2. 小儿开塞露使用方法练习。

(骆海燕)

学习单元 3 新生儿安全照护

学习目标

➤ 掌握新生儿窒息时表现及正确的喂奶方式。

➤ 掌握发生呛奶和窒息时的急救措施。

➤ 掌握正确怀抱新生儿的姿势。

➤ 掌握新生儿坠地后的急救措施。

➤ 掌握发生新生儿烫伤的原因。

➤ 掌握烫伤后的急救措施。

📚 **知识要求**

一、新生儿呛奶与窒息的预防

新生儿、婴幼儿神经系统发育不完善,易造成会厌失灵,而呛奶就是其主要表现。呛奶分为轻微呛奶和严重呛奶。轻微呛奶:宝宝自己会调适呼吸及吞咽动作,不会吸入气管,只要密切观察宝宝的呼吸状况及肤色即可。严重呛奶:由于婴儿神经系统发育欠完善,不能把呛入呼吸道的奶咯出,导致气道机械性阻塞,而发生严重呼吸困难和缺氧。

预防护理措施有:

1. 喂奶时机适当:不在婴儿哭泣或欢笑时喂奶;不要等宝宝已经很饿了才喂,宝宝吃得太急容易呛;孩子吃饱了不可勉强再喂,强迫喂奶容易发生意外。

2. 姿势体位正确:母乳喂养宝宝应斜躺在妈妈怀里(上半身成 $30°\sim45°$),不要躺在床上喂奶。人工喂养宝宝吃奶时更不能平躺,应取斜坡位,奶瓶底高于奶嘴,防止吸入空气。

3. 控制速度:妈妈泌乳过快、奶水量多时,用手指轻压乳晕,减缓奶水的流出。人工喂乳的奶嘴孔不可太大,倒过来时奶水应成滴而不是成线流出。

4. 注意观察:妈妈的乳房不可堵住宝宝鼻孔,一定要边喂奶边观察宝宝脸色表情,若宝宝的嘴角溢出奶水或口鼻周围变色发青,应立即停止喂奶。对发生过呛咳婴儿、早产儿,更应严密观察,或请医生指导喂哺。

5. 排出胃内气体:喂完奶后,将婴儿直立抱在肩头,轻拍婴儿的背部帮助其排出胃内气体,最好听到打嗝,再放婴儿在床上。床头宜高 $15°$,右侧卧 30 分钟,再平卧,不可让孩子趴着睡,避免婴儿猝死。

二、新生儿坠地的预防措施

防止新生儿坠地,抱宝宝的姿势要正确。一般以下两种方式比较常用。

1. 手托法:用左手托住宝宝的背、颈、头,右手托住他的小屁股和腰。这一方法比较多用于把宝宝从床上抱起和放下。

2. 腕抱法:将宝宝的头放在左臂弯里,肘部护着宝宝的头,左腕和左手护背和腰部,右小臂从宝宝身上伸过护着宝宝的腿部,右手托着宝宝的屁股和腰部。

防止新生儿坠地,应选择合适的小床。床要稳当牢固,高度最好小于 50cm,这样即使掉下来,宝宝也不致摔得太重。可以在床边的地面上铺些具有缓冲作用的物品,如海绵垫、棉垫、厚毛毯等,即便宝宝坠床了,也不会出现严重损伤。四周要有围栏,宜选择圆柱形的栅栏,栅栏的间隔应在9cm以下。

三、新生儿坠地的急救措施

新生儿坠地后,一定要静观10秒钟,再根据观察情况,做出相应处理。首先,是宝宝的哭声,如果宝宝摔下后,能够马上大哭,且声音婉转,一般脑部受伤的可能性较小;再看看宝宝四肢情况,如果四肢活动自如,或试着慢慢活动宝宝的手和腿,宝宝没有出现痛苦面容,哭声未明显改变,这时才可蹲下身子,一只手托在宝宝的颈后,一只手托在臀下,将宝宝平放在床上,继续观察宝宝各项反应;最后,检查皮肤,有无外伤或青紫,伤口可用干净毛巾按压止血后,急送医院,皮肤瘀血最初两天冷敷,后热敷。

如果出现以下任何一种情况,应立即送医院:

1. 头部有出血性外伤;

2. 宝宝摔后没有哭,出现意识不够清醒、半昏迷嗜睡的情况;

3. 摔后两日内,又出现了反复性呕吐、睡眠多、精神差或剧烈哭闹;

4. 摔后两日内,出现了鼻部或耳内流血、流水、瞳孔不一等情况;

5. 肢体出现瘀肿变形,一动就哭,那就可能发生了骨折,应平托着送医院。

宝宝坠床后至少观察24~48小时,在此期间宝宝没有异常表现方可解除警报。

四、新生儿烫伤的预防措施

新生儿烫伤常发生在以下两种情况中:洗澡时,水太热或不慎掉入热水中;用热水袋时,水过热或离热水袋太近。这两种情况若是发生,对新生儿稚嫩的皮肤造成的伤害是十分严重的(如图2-16、图2-17所示),严重的还会造成死亡。因此沐浴时,应在浴盆中

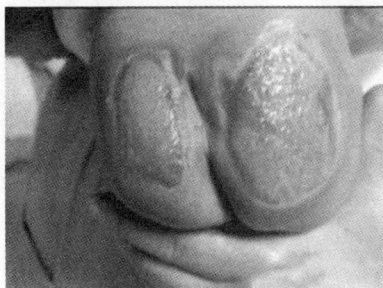

图2-16 新生儿臀部烫伤   图2-17 新生儿手臂部烫伤

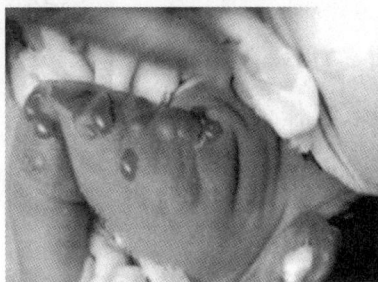

先放冷水,再放入热水,水温以 37～42℃为宜,也可用手先试一下温度是否适宜,再将宝宝放入浴盆中。热水袋水温在 60～70℃,外面包裹毛巾,距离新生儿 10cm 处。还需注意的是给宝宝用奶瓶喂奶、开水时,一定要先试温。宝宝周围忌放热水、热汤等物,以免打翻时烫到宝宝。

五 、新生儿烫伤的急救措施

如果宝宝不慎被烫伤时,首先不要慌乱,一定要保持镇定,进行现场急救,以使烫伤造成的损害最小。急救可简单分为 4 个步骤:

冲:迅速以流动的自来水冲洗 20 分钟(水温不可低于 5℃),快速降低皮肤表面热度,中和烫伤皮肤内残存的热量。

脱:在脱衣服的过程中由于心慌意乱,常常是胡乱扯下宝宝的衣服,尤其是手臂烫伤时扯下衣袖,这样,由于衣物对烫伤表皮的摩擦,常会加重烫伤皮肤的损害,甚至会将受伤的表皮拉脱。应该充分泡湿后,再小心除去衣物。必要时可以用剪刀剪开衣服,并暂时保留粘住伤口的部分,尽量避免将伤口的水泡弄破。

盖:用干净毛巾覆盖烫伤的地方,或用食物保鲜膜、无菌纱布覆盖。不要随意涂上外用药或使用偏方(如酱油、牙膏),这些方法可能无助于伤口的复原,并且容易引起伤口感染,其凝结粘连伤口还会增加医生处理伤口的难度,影响医生的紧急处理及对伤情的判断。

送:除了较轻的烫伤可自理外,最好送往临近的医院做进一步的处理。一定不要擅自挑破水泡,以免引起感染。

技能要求

异物吸入救护法

一、操作前准备

1. 用物准备:纱布 1 块、带有软管的吸奶器、碗、纯净水。
2. 操作者准备:洗净双手,擦干。

二、操作步骤

1. 体位引流:如果宝宝饱腹呕吐发生窒息,应将平躺宝宝脸侧向一边或侧卧,以免吐奶流入咽喉及气管;如果宝宝吃奶之初咽奶过急发生呛奶窒息(胃内空虚),应将其俯卧在抢救者腿上,上身前倾 45°~60°,利于气管内的奶倒空引流出来。

2. 清除口咽异物:如果妈妈有自动吸乳器,立即开动,只用其软管,插入宝宝口腔咽部,将溢出的奶汁、呕吐物吸出;没有抽吸装置,妈妈可用手指缠纱布伸入宝宝口腔,直至咽部,将溢出的奶汁吸除,避免婴儿吸气时再次将吐出的奶汁吸入气管。

3. 刺激哭叫咳嗽:新生儿取卧位,头偏向一侧,用力拍打孩子背部或揪掐刺激脚底板,让其感到疼痛而哭叫或咳嗽,有利于将气管内奶咳出,缓解呼吸。

4. 辅助呼气:重点是呼气,带有喷射力量。方法是抢救者用双手拢在患儿上腹部,冲击性向上挤压,使其腹压增高,借助膈肌抬高和胸廓缩小的冲击力,使气道呛奶部分喷出;待手放松时,患儿可回吸部分氧气,反复进行使窒息缓解。

在上述家庭抢救的同时,拨打 120 呼救,或准备急送医院抢救。

本学习单元 3 思考题

1. 请说出新生儿预防呛奶和窒息的措施。
2. 请说出正确怀抱新生儿的姿势。
3. 请说出新生儿坠地后的急救措施。
4. 请说出新生儿烫伤后的急救措施。

本学习单元 3 实训练习题

新生儿异物吸入救护法练习。

(周唯红)

第 2 节　新生儿技术护理

学习单元 1　新生儿抚触

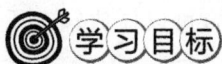

🎯 **学习目标**

➢ 熟悉新生儿抚触的优点。

➤ 掌握新生儿抚触的方法。

知识要求

新生儿抚触的优点

抚触是通过对婴儿皮肤进行有序的、有手法技巧的抚摸,让刺激经皮肤感受器传到中枢神经系统,产生生理效应的一种有益于婴儿身心健康的保健技术。

抚触的优点:

1. 皮肤是人体最大的感觉器官,是神经系统的外在感受器,抚触充分利用这个身体最大的感觉器官,刺激分布在皮肤上的不同感受器,兴奋中枢感受点,刺激神经细胞间联络的形成,促进神经系统发育和智能形成。

2. 抚触通过顺时针方向按摩腹部刺激胃肠蠕动,兴奋迷走神经,促进婴儿对营养物质的消化吸收,使头围、身长、体重增长明显,有利于婴儿的生长发育。

3. 婴儿通过触摸获得情绪上的满足,感觉到安全、舒适和喜悦,同时可刺激血液中"褪黑激素"浓度升高,帮助婴儿建立睡眠周期,调节日夜周期性韵律。因此,抚触能使婴儿情绪稳定,加深睡眠。

4. 抚触能促进婴儿的血液循环,加速新陈代谢,能减弱应激反应,提高机体免疫力,增强婴儿的抗病能力。

5. 抚触过程中父母通过眼神、语言跟婴儿进行情感交流,抚触不仅仅是皮肤间的接触,更是一种爱的传递,可加深亲子之间的感情。

技能要求

新生儿抚触

一、操作前准备

1. 环境准备

保持适宜的房间温度(26℃左右),避免对流风。室内安静、清洁,可以播放轻音乐作背景。

2．用物准备

大毛巾、尿布、更换的衣物、润肤油。

3．抚触人员自身准备

摘掉手上饰物，剪指甲、洗手，倒一些婴儿润肤油于掌心，并相互揉搓使双手温暖。

二、操作步骤

平铺大毛巾于操作台上，用物放置操作台右上角。评估婴儿身体状况及情绪是否适宜抚触，脱去婴儿衣物，取仰卧位。

1．头部

操作者用手轻轻捧起婴儿的脸，同时以平静、轻柔的声音和他说话，说话时眼睛看着宝宝，用两手拇指从前额中央交替着向额头上部滑动。两手拇指相对呈"一"字，从前额中央向两侧颞部滑动，至太阳穴轻轻按压（如图2-18所示），用两手拇指指腹从下颌中央向外、上滑动呈"微笑状"，至耳屏轻轻按压。用两手掌面从前额发际抚向后发际，至乳突处轻轻按压（如图2-19所示）。

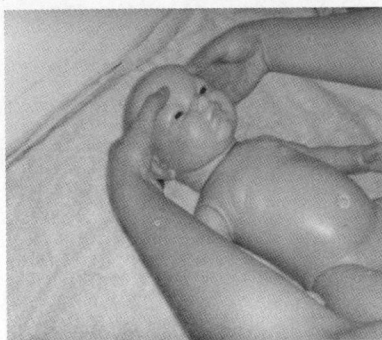

图 2-18　额部抚触手法　　　　　　图 2-19　头部抚触手法

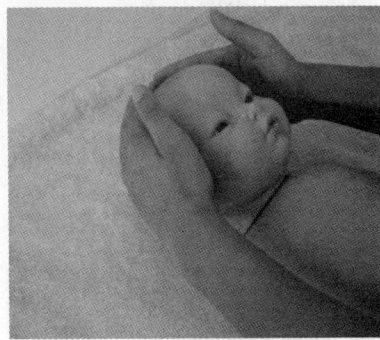

2．胸部

两手指聚拢，用指腹交替着从胸下外侧肋缘处向对侧肩峰滑动，注意避开乳头。两手交替操作，注意两手之间动作的衔接，要保持连贯性。（如图2-20所示）

3．腹部

两手尽可能放平掌面，分别从宝宝的右下腹沿顺时针方向滑至左下腹，画一个开口朝下的半圆，两手交替进行，避开脐部。同样注意两手之间的衔接，保持动作的连贯性。（如图2-21所示）

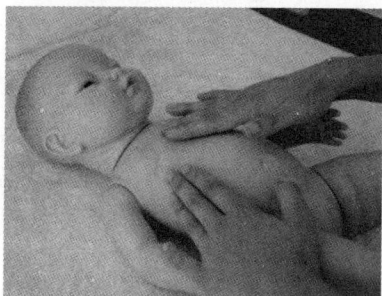

图 2-20　胸部抚触手法

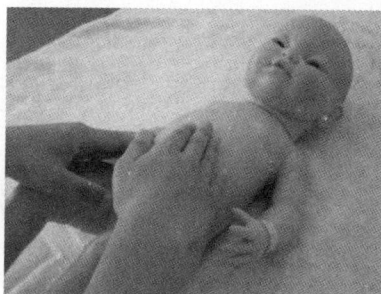

图 2-21　腹部抚触手法

4. 四肢

左上肢抚触:双手交替呈圈状握住宝宝的上肢近端,边挤压或环绕揉搓肌肉边滑向远端。两手拇指指腹从掌面跟侧依次推向指侧,使婴儿小手张开,再用聚拢的食指、中指指腹交替从手腕背部抚至手指。用左手托住婴儿的手,右手的拇指、食指和中指轻轻捏住宝宝的手指,从大拇指开始依次提捏每个手指,保持动作流畅。(如图 2-22 所示)

右上肢抚触:手法同左上肢。

下肢抚触:手法同上肢。

5. 背部

婴儿呈俯卧位,头侧位。以脊柱为中线,双手五指并拢分别放在脊柱两旁,向两侧滑动,由上至下,直至整个背部。以脊柱为中线,双手食指与中指并拢,由上而下滑行至骶尾部。(如图 2-23 所示)

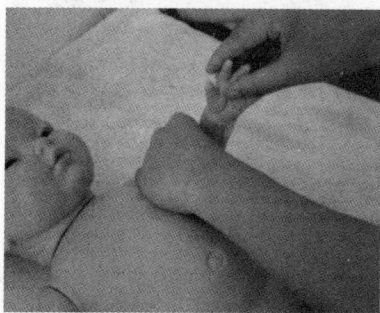

图 2-22　手指抚触手法

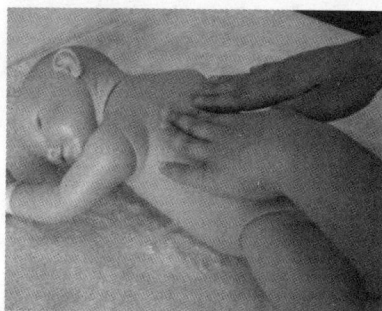

图 2-23　背部抚触手法

6. 臀部

两手尽可能放平手掌,分别从宝宝骶尾部开始,呈扇形向两侧画个大圈。(如图 2-24 所示)

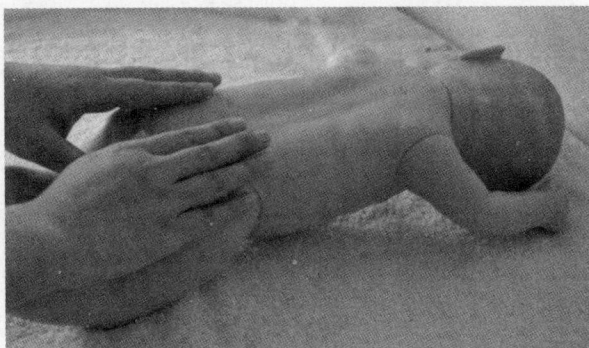

图 2-24　臀部抚触手法

　　最后左右手交替,用掌面由头部抚至腰骶部,放松婴儿全身肌肉。包上尿布,穿好衣服,整理用物,记录婴儿反应情况。

三、注意事项

　　1. 选择婴儿充分休息,情绪稳定时抚触。以哺乳后 1 小时进行抚触为宜,当婴儿觉得疲劳、饥渴或烦躁时都不适宜抚触。宝宝情绪反应激烈时,也需停止抚触。

　　2. 每次抚触 15～20 分钟即可,也可根据婴儿的需要,一旦感觉婴儿满足了即可以停止。

　　3. 抚触中注意用指腹的力量,开始时动作要轻、柔、连贯,然后逐渐增加压力,让婴儿慢慢适应。

　　4. 抚触中需传递爱与关怀,用轻柔的语言和微笑与婴儿进行情感交流。

　　5. 避免让婴儿的眼睛接触润肤油。

本学习单元 1 思考题

1. 请说出新生儿抚触的优点。

2. 请说出新生儿抚触的顺序和手法。

本学习单元 1 实训练习题

新生儿抚触的练习。

（马腹婵）

学习单元2　新生儿预防接种后观察与护理

学习目标

➤ 熟悉计划免疫的程序。

➤ 了解预防接种的禁忌证。

➤ 掌握新生儿预防接种后的观察与护理。

知识要求

计划免疫是根据小儿免疫特点和传染病的疫情监测情况所制定的免疫程序,通过有计划地使用生物制品进行人群预防接种,以提高人群的免疫水平,达到控制乃至最终消灭相应传染病的目的。

一、计划免疫程序

我国卫生部(现卫生和计划生育委员会)规定,儿童必须在1周岁以内完成卡介苗、乙型肝炎疫苗、脊髓灰质炎疫苗、百白破混合制剂、麻疹减毒活疫苗5种制品的全程接种,以预防结核、乙型肝炎、脊髓灰质炎、百日咳、白喉、破伤风和麻疹7种传染性疾病(见表2-2)。根据流行地区和季节,或根据家长自己的意愿,有时也进行乙型脑炎疫苗、流行性脑脊髓膜炎疫苗、风疹疫苗、流感疫苗、腮腺炎疫苗、甲型肝炎病毒疫苗等的接种。

表 2-2　计划免疫程序

年龄	接种疫苗		
出生	卡介苗		乙型肝炎疫苗
1个月			乙型肝炎疫苗
2个月	脊髓灰质炎疫苗		
3个月	脊髓灰质炎疫苗	百白破混合制剂	
4个月	脊髓灰质炎疫苗	百白破混合制剂	
5个月		百白破混合制剂	
6个月			乙型肝炎疫苗
8个月	麻疹减毒活疫苗		

续表

年龄	接种疫苗		
1.5～2岁		百白破混合制剂复种	
4岁	脊髓灰质炎复种		
7岁	麻疹疫苗复种	百白破混合制剂复种	
12岁			乙肝疫苗复种

二、预防接种禁忌证

预防接种前应了解儿童有无过敏史及禁忌证,各种生物制品都有接种的禁忌证。为减少异常反应,对有过敏史及禁忌证的儿童不接种或暂缓接种。

禁忌证分为相对禁忌证、绝对禁忌证和特殊禁忌证。相对禁忌证指正患活动性肺结核、腹泻、发热、急性传染病等,待病情缓解,恢复健康后即可接种。特殊禁忌证是指某一种生物制品特有的,不是所有生物制品都不能接种,如结核病人不能接种卡介苗,有惊厥史小儿不能接种百白破。绝对禁忌证是指任何生物制品都不能接种的,如有明确过敏史者,患有自身免疫性疾病、恶性肿瘤、神经病、精神病、免疫缺陷等。

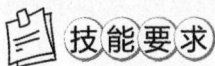

📋 技能要求

预防接种后观察和护理

一、预防接种反应的观察

生物制品是指用微生物及其毒素、酶,人或动物的血清、细胞等制备的供防治疾病和诊断用的制剂。预防接种的免疫制剂属于生物制品,对人体来说是一种外来刺激,活菌苗、活疫苗的接种实际上是一次轻度感染,死菌苗、死疫苗对人体是一种异物刺激。因此,生物制品在接种后一般都会引起不同程度的局部和(或)全身反应。接种反应一般可分为正常反应和异常反应两种。

1. 正常反应

局部反应:一般在接种疫苗后24小时左右局部发生红、肿、热、痛等现象。红肿直径在2.5cm以下者为弱反应,2.6～5cm者为中等反应,5cm以上者为强反应。强反应有时可引起局部淋巴结肿痛。

全身反应:表现为发热,体温在 37.5℃ 左右为弱反应,37.6～38.5℃ 为中等反应,38.6℃ 以上为强反应。除体温上升外,极个别的有头痛、呕吐、腹泻、腹痛等症状。

卡介苗接种后 4～6 周局部有小溃疡,个别腋下或锁骨下淋巴结肿大或化脓。口服脊髓灰质炎糖丸后一般无特殊反应,有时可有低热或轻泻。百白破混合制剂和乙肝疫苗一般无反应,个别轻度发热,局部红肿、疼痛、发痒,很快消退。麻疹疫苗部分小儿接种后 9～12 天有发热及其他症状,一般持续 2～3 天,也有个别小儿出现散在的皮疹或麻疹黏膜斑。

2. 异常反应

异常反应一般少见。晕针多发生在空腹、精神紧张的儿童,常在注射时或注射后数分钟内,出现心慌、虚弱感、胃部不适或轻度恶心、手足发麻等表现。过敏性休克大多在注射后数秒或数分钟内,少数在半小时到 2 小时内,出现面色苍白、口周青紫、大汗淋漓、恶心呕吐、手足冰冷、呼吸困难、脉搏细数、血压下降等表现。

二、预防接种反应的护理

1. 正常反应的护理

目前所使用的预防接种制剂绝大多数局部反应和全身反应都是轻微的、短暂的,不需要做任何处理,经过适当休息,第二日就可以恢复正常。中等度以上的反应是极少的。全身反应严重者,可对症处理,高热、头痛者可以口服解热镇痛剂。强反应有时可引起局部淋巴结肿痛,应进行热敷。卡介苗接种后局部出现小溃疡,应保持创口清洁,不受感染,肿大的淋巴结用热敷,化脓时用干针筒抽出脓液,破溃处涂 5% 异烟肼软膏。

2. 异常反应的护理

一旦发生晕针,应让儿童立即平卧,密切观察脉搏、心率、呼吸、血压,给温开水或糖水喝,必要时针刺人中、十宣等穴位,一般可在短时间内恢复正常。疑为过敏性休克,立即皮下注射 1:1000 肾上腺素,剂量是每次 0.01～0.03mg/kg,并将小儿平卧,头稍低,给予吸氧、注意保暖,同时使用糖皮质激素等药物进行抢救。

本学习单元 2 思考题

1. 请说出预防接种的反应。
2. 请说出预防接种反应的护理措施。

(马腹婵)

学习单元3　新生儿常见症状的护理

学习目标

➤ 掌握新生儿发热时的表现和常用降温措施。

➤ 掌握脐炎的症状、体征和护理措施。

➤ 熟悉鹅口疮的症状、体征和护理措施。

➤ 熟悉尿布疹的诱发因素和护理措施。

➤ 掌握假月经的护理措施。

➤ 掌握发生生理性乳腺肿大时的注意事项。

知识要求

一、新生儿发热的护理

发热是机体对各种有害刺激的防御反应。一般来说,发热即体温异常升高。正常腋下体温为 36～37℃,耳温为 35.7～37.5℃,体温可波动于一定范围内。一般发热可分为四类热型(均以腋下体温为标准):①低热:小于 38℃;②中热:38～39℃;③高热:39～41℃;④极热:大于 41℃。

由于新生儿中枢神经功能差,皮下脂肪较薄,肌肉不发达,活动力弱,体温极易异常波动。发热时,宝宝可出现面色潮红,嘴唇干热,呼吸急促或呼吸不规则,鼻翼翕动,烦躁哭闹,吃奶减少或拒奶、呛奶,体温高而四肢发凉等现象。

发热的护理措施:

1. 多通风,注意散热。保持室内温度在 21～23℃。

2. 让患儿卧床休息,多睡觉,充足的睡眠可益于疾病的恢复。

3. 敞开包被或脱去过多的衣服,衣着宽大,忌用棉被包裹。

4. 给患儿频频喂温开水,少量多餐。一次 20mL 左右,1～2 小时一次。

5. 用冷毛巾敷额头;温水沐浴。

二、新生儿脐炎的护理

新生儿脐炎是由于断脐时或出生后脐部处理不当,脐残端被细菌入侵、繁殖所引起的急性炎症,或是脐带创口未愈合、爽身粉等异物刺激引起脐部慢性炎症而形成肉芽肿,延误治疗可造成感染扩散,甚至危及生命。轻者仅有脐轮发红,脐凹有脓性渗液伴臭味(如图 2-25 所示)。重者以脐凹为中心弥漫性红肿,可及浸润块或触之有波动感,局部发烫伴触痛,稍加挤压可自脐凹流出脓液(如图 2-26 所示)。慢性脐炎常呈局部肉芽肿,为一小的樱红色肿物,表面可有脓性渗液,久治不愈。

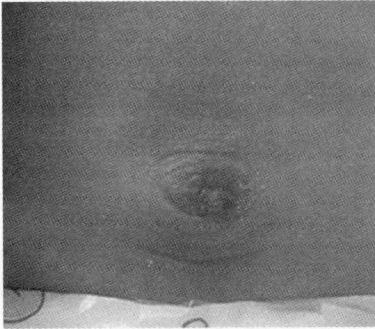

图 2-25　轻度脐炎

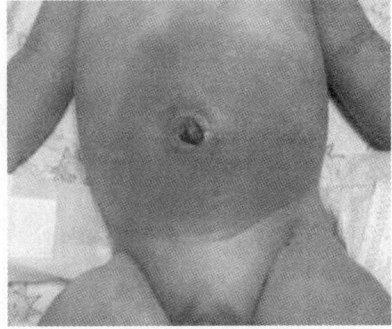

图 2-26　重度脐炎

三、鹅口疮的护理

鹅口疮又称雪口病,是白色念珠菌感染引起的口腔黏膜的炎症。表现为口腔黏膜、舌面或舌尖边缘白色乳凝样小点、小片状物,可逐渐融合成大片,略高出黏膜表面,不易拭去(如图 2-27 所示)。强行剥离后,局部黏膜潮红,可有出血。一般不影响吃奶,无全身症状。重症患儿可伴有低热、拒食、吞咽困难。新生儿主要由产道、哺乳时奶头不洁及污染的奶具,长期使用广谱抗生素、激素而感染。

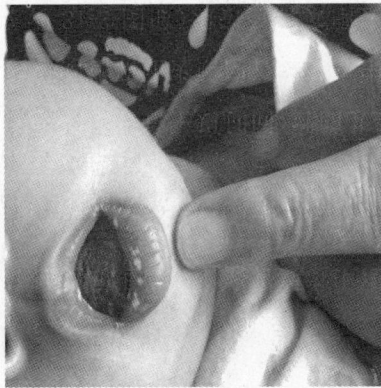

图 2-27　鹅口疮

鹅口疮的护理措施：

1. 保持口腔清洁，每次吃奶前后用 2% 碳酸氢钠清洗口腔。

2. 每日 2～3 次在吃奶后，用 10 万～20 万 U/mL 制霉菌素甘油涂敷患处，使用前需将药物搅匀。

3. 饮食提倡母乳喂养。母亲喂奶前洗净双手和奶头。人工喂养时，牛奶宜温凉，婴儿奶瓶等使用前需煮沸消毒。

四、尿布疹的护理

在新生儿的肛门附近，臀部、会阴部等处皮肤发红，有散在斑丘疹或疱疹，称为新生儿红臀，又叫尿布疹。多发生在出生后 3～7 日。这是由于新生儿消化功能差，容易发生消化不良，大便次数多，每日夜可达 10 次以上。当尿布粗硬或洗后未将肥皂漂净，长时间使用橡皮或塑料尿布、垫布等不透气、不吸潮的材料，尿布更换不及时，粪、尿刺激臀部皮肤而发生红臀。

尿布疹表现为：皮肤容易发红，水肿发亮，分布对称，表皮脱落，有丘疱疹、糜烂、渗液甚至溃疡。发生在臀部、大腿内侧及生殖器部，可蔓延到会阴、整个臀部及大腿外侧。（如图 2-28 所示、图 2-29 所示）

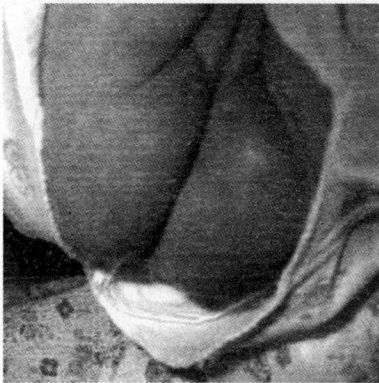

图 2-28 尿布疹（一）　　　　图 2-29 尿布疹（二）

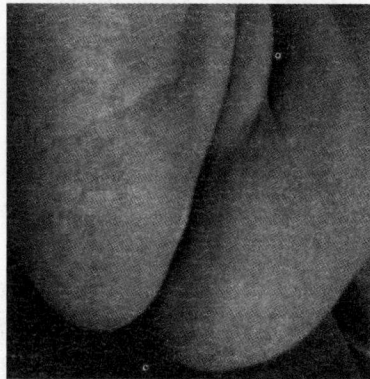

尿布疹的护理措施：

1. 提倡母乳喂养，以免发生消化不良。

2. 选用质软、吸水性好、浅色棉布做尿布，尿布应冲洗干净不留残皂，定期消毒。尿布外尽量避免使用橡胶布或塑料布。选用优质纸尿裤，也需勤更换。2～3 小时更换一次,或便后立即更换。

3．每次便后洗净臀部,动作轻柔,用水冲洗,用软毛巾吸干水分,适当使用护臀膏。不要用肥皂洗臀部。

4．局部皮肤潮红,伴有皮疹。用电吹风(微热)距离臀部 15cm,吹 20 分钟左右或清洁尿布垫于臀下,使臀部暴露在空气中或阳光下 10～20 分钟,要注意保暖。然后使用炉甘石洗剂涂擦患处或按医嘱用药。

5．如有皮肤破溃、蜕皮,应及时到医院诊治,以免贻误病情。

五、假月经、生理性乳腺肿大的护理

部分女婴出生后 5～7 天,阴道可发现有少量血性或白色分泌物流出,持续时间很短,数天后就自行消失,称之为假月经。这是因为女婴在胎儿时期受母体雌激素影响,子宫内膜、阴道上皮增生,出生后,母体停止供应雌激素,子宫内膜及阴道上皮脱落,形成类似月经般的出血。

一般不需就医,对于阴道流出的血液和分泌物,可以用消毒纱布或干净毛巾轻轻拭去。使用吸水性强、透气性好的尿布,勤洗勤换,保持卫生。大便后及时清洗外阴,冲洗时应从上到下。

婴儿出生后 3～5 天,不论是女婴还是男婴,有的会出现乳房肿大的现象,通常为双侧对称性肿大,大小如蚕豆至鹌鹑蛋大小不等(如图 2-30 所示)。有时还会分泌出少量奶汁,数量从数滴至 1～2mL 不等,一般在生后 8～18 天时最明显、2～3 周后自然消失,少数也可能要持续 1 个月左右才消失。这种乳腺肿大的现象是一种正常的生理现象,称为生理性乳腺肿大。其是由于来自母体的雌激素、孕激素中断所致。

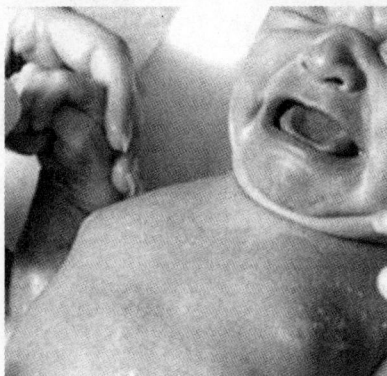

图 2-30　生理性乳腺肿大

新生儿生理性乳腺肿大一般不需要治疗,更不能用手去挤或搓揉,以免挤伤乳腺组织和引起继发感染。新生儿出现乳腺肿大后,应进行观察,如发现肿大的乳腺不对称,一大一小,局部发红发热,甚至抚摸时有波动的感觉,同时小孩有哭闹不安等不适表现,则很可能是化脓性乳腺炎,应及时请医生诊治。

技能要求 1

物理降温法

一、操作前准备

1. 物品准备:浴巾、大毛巾、小面巾、防水垫巾、浴盆、热水、水温计。

2. 操作者准备:洗净双手、擦干。

二、操作步骤

1. 室内温度为 21～23℃,关闭门窗。先在床上铺防水垫巾,再铺浴巾。将患儿置于浴巾上,包裹患儿。

2. 浴盆内热水温度为 32～36℃,小毛巾浸湿后,拧至半干,裹于操作者手上。

3. 轻轻敷擦患儿前额、颈部、腋窝、腹股沟及四肢,动作轻柔,每擦完一个部位,都需用浴巾擦干,不擦拭部位用大毛巾覆盖,整个擦浴时间以 10～15 分钟为宜。如患儿体温下降不明显,可重复以上操作。

技能要求 2

脐部护理

一、操作前准备

1. 用物准备:消毒棉签,5％聚维酮碘,莫匹罗星,必要时备尿布或纸尿裤。

2. 操作者准备:洗净双手,擦干。

二、操作步骤

1. 选择一个温暖洁净的地方为患儿行脐部护理。如尿布或纸尿裤已被大小便污染应先更换。

2. 暴露脐部（注意保暖），洗澡后先擦干脐部。

3. 用粘有5%的聚维酮碘的棉签由脐凹处开始，以顺时针方向螺旋形无缝隙消毒，正反两遍。（如图 2-31 所示）

4. 待消毒液干后，用无菌棉签涂莫匹罗星于患处。

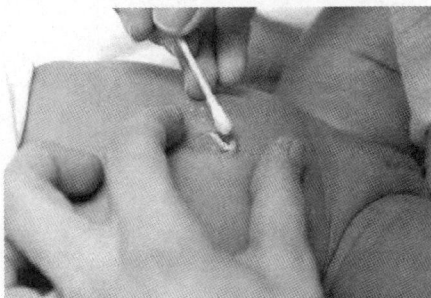

图 2-31　涂抹脐部

三、注意事项

1. 保持脐部清洁干燥，尿布不能覆盖过脐部，以防尿液污染。

2. 沐浴后，常规做脐部护理，擦干、消毒即可。

3. 脐炎患儿每日脐部护理 3～4 次，擦干、消毒、局部用药（药物可遵医嘱）。

本学习单元 3 思考题

1. 请说出新生儿行物理降温时的室温及水温。

2. 请说出脐炎的诱发因素、脐炎的症状和体征。

3. 请说出鹅口疮的护理措施和预防措施。

4. 请说出尿布疹的护理措施。

5. 请说出发生生理性乳腺肿大时的注意事项。

本学习单元 3 实训练习题

1. 新生儿物理降温方法练习。

2. 新生儿发生脐炎后脐部护理练习。

（周唯红）

第3章 母婴营养与喂养

第1节 产妇营养

学习单元1 产妇催乳膳食的配制

学习目标

➢ 掌握催乳常用的食材和药材。
➢ 掌握催乳膳食的辨证配制。

知识要求

一、认识"缺乳"

1. 母乳的重要性

母乳是出生婴儿最理想的营养品,是任何代乳品无法替代的,建议母乳喂养至少6个月,因此,产妇产后面临最重要的任务就是产生高质量的乳汁,保证婴儿的需要,所以,及时通乳催乳很重要。

在现实生活中,产妇产生乳汁的情况各不相同,因此催乳也应因人而异。若乳汁充足,不必考虑药膳催乳;乳汁不足,则应增加催乳食品和调配催乳药膳,使乳汁分泌充足。研究表明,乳汁分泌过少,容易导致新生儿生长停滞及体重减轻,乳汁不足者应及时催乳。当然,乳汁缺乏者不能盲目催乳,应根据体质、缺奶原因,来设计营养食谱,调理催乳。食疗药膳在此方面有其独到之处,如使用恰当定胜过单纯药补的效果。

2．影响泌乳的因素

现代医学研究表明，乳汁的分泌与产妇的精神、情绪、营养状况、休息等都有关系。所以，产妇一定要保持愉快良好的心情；在饮食上多食汤类、多进水，并补充足量的蛋白质、糖类、脂肪，保证身体获得足够的营养；及时按摩乳房，这些对增加乳汁的分泌都非常重要。

一般许多产妇缺乳发生在产后两三天至半月内，这时乳汁不足多与乳腺管没有完全通畅有关，此种乳汁缺乏者，宜先通乳，后给予催乳。应积极提倡"早接触、早吸吮、早开奶"的三早原则，鼓励新生儿勤吸吮，使每条乳腺管都逐渐畅通。女性产乳的机理是通过婴儿吸吮乳房产生的刺激促进脑垂体产生分泌乳汁的激素泌乳素，吸得越早，产得越早，吸得越多，产得越多，因此，如果是婴儿吸吮不够造成的乳汁不足，其实是一种"假象"。当然，此刻更不宜盲目喝催奶浓汤。

如果产后半月乳汁仍缺乏，应考虑是否与产妇体质虚弱，或产后失血过多，导致气血不足有关，此刻应积极用中药药膳催乳。

3．中医认识的"缺乳"

中医把哺乳期内产妇乳汁甚少或全无，称"缺乳"，中医认为其主要原因有：(1)脾胃虚弱，气血生化不足，乳汁产生减少，表现常常是乳房柔软，不胀不痛，多为气血两虚；(2)产后精神不快，情志失调，肝气不舒，乳汁运行受阻，表现为乳房胀硬疼痛，或伴有发热，多为肝郁气滞。因此，通乳时一定要辨清虚实，方可正确选择食物和药膳。

二、缺乳产妇的饮食原则

缺乳者应注意以下饮食原则：

1．汤水一定要充分，以保证产妇对水分的需要。可多喝鲫鱼汤、肉汤、蛋花汤、牛奶等。

2．不宜过食生冷水果及寒性食物，以免损伤脾胃，也不宜食用辛辣刺激性及酸性食物，以免耗伤气血。

3．气血虚弱者可选择滋补食物，如鸡蛋、猪蹄、虾、鸡等。但不宜多食清热之品，如百合、生地黄、绿豆等，以免寒凝血脉，耗气伤血。

4．瘀热者宜食清热化瘀的食物，如西瓜、藕、梨、山楂等。但不宜食用补益之品，如龙眼、大枣等，以防助邪生热。

5．肝郁气滞型者要保持心情舒畅，避免情绪激动，可多食一些疏肝理气的食物，如陈皮、柚子、橘子、山楂等。并可加用补气食物,如山药、大枣等。

6. 忌服小麦麸、大麦芽、鸡内金、神曲等回乳之品。

7. 除饮食调理外,应注意休息,避免精神紧张,劳逸失常,影响乳汁分泌。

8. 注意正确的哺乳方法,防止乳汁淤积。(详见初级技能哺乳篇)

三、催乳中应注意的事项

不科学的催乳会成为产妇的健康隐患。哺乳产妇应注意以下事项:

1. 不应急于在产后第一周催乳

传统"坐月子"中考虑的多是孩子,通常一生完孩子就开始给产妇催乳,很少考虑催乳可能对产妇造成的影响。其实,刚生完孩子的产妇身体比较虚弱,此刻强行催乳会导致其更加虚弱。过早下乳,可能会出现以下弊端:

(1)新生儿吃不了那么多的乳汁,容易造成浪费;

(2)产妇过早吃一些过于油腻的东西,容易造成消化不良;

(3)过早喝催乳汤,乳腺管还没有畅通,很可能将过早分泌的乳汁堵在乳腺管内,从而造成积乳,严重时易引发乳腺炎。

因此,根据经验,产妇产后约一周身体才得到基本恢复,此刻,如果乳量不足,才可以考虑按产妇的实际情况食用一些催乳类食品。

2. 催奶最佳期是产后第一个月

分娩后第一个月是产妇下奶的最佳时期,如果到了第三、四个月,效果就不明显了。但是,第一个月催乳的食物也要根据产妇的"耐受力"而定,以免增加胃肠负担而出现消化不良,走向另一个极端。同时,也要考虑产妇的体质选择合适的食材,以免影响自身健康。

3. 催乳不宜过猛

产妇催乳千万不要过猛、过急,乳汁增加后要定时哺乳,争取每次都能够排空奶水。产妇在发生奶胀时就应该及时人为挤掉或吸空奶水以消除症状,否则易引起乳腺发炎,如细菌感染发生化脓性乳腺炎应立刻停止哺乳。

4. 注意产后的情绪调控

产妇由于分泌过度紧张,或因家属对其生出的婴儿不满而委屈,或对宝宝早产等健康问题的担忧,或缺乏哺乳经验,担心自己的哺乳能力,等等,这些社会心理刺激所造成的精神负担都会引起乳汁不下。遇见这类情况,应让产妇解除精神负担,克服紧张、焦虑、不适等情感障碍,坚定哺乳信心,多向医务人员或有哺乳经验的妈妈们请教,不要轻易放弃母乳喂养。也可以试试一边听音乐一边哺乳,音乐催奶对某些产妇还是有效的。

5. 关于催乳按摩

现在市场上有一些通过按摩或针灸来催奶的技术,效果是因人而异,应谨慎选择。按摩催乳的原理是理气活血,舒筋通络,采用点、按、揉、拿等基本手法对乳腺管进行畅通,按摩可促进局部毛细血管扩张,增加血管通透性,加速血流速度,改善血液循环,有利于乳汁的排出。针灸下奶也是采用经络穴位疗法疏通乳腺管。当然,这些催乳技术对从业人员的要求较高,请催乳师前最好问清其资质。

技能要求 1

催乳膳食的食材选择

一、产后催乳的主要食材

1. 猪蹄

猪蹄是传统主要催乳食物,味甘咸,性平,其富含丰富的胶质蛋白,具有通乳腺、润滑肌肤、祛寒热、防燥、抗衰老等功效,在哺乳期产妇食用猪蹄不仅通乳而且有美容养颜的作用。

推荐菜品:黄豆花生猪蹄汤。

2. 鲫鱼

鲫鱼被称为"催乳先锋",其营养特点是富含蛋白质、不饱和脂肪酸 DHA(宝宝大脑发育所需)、丰富的矿物质铁锌碘、维生素 A,易消化吸收。中医认为其具有通脉催乳的作用,是产后第一周催乳佳品,同时有健脾利湿、消肿的作用,特别适合产后水肿产妇食用。

推荐菜品:豆腐鲫鱼汤。

3. 金针菜

金针菜有黄花菜的别称,营养丰富,其蛋白质含量几乎与动物肉相近,此外,还有大量的维生素 B1、B2 等。同样,金针菜具有较高的食疗价值,除下乳外还有利湿热、利尿、止血等功效。

推荐菜品:金针菜炖瘦猪肉。

4. 茭白

茭白作为蔬菜食用,口感甘美,鲜嫩爽口。其营养丰富,富含多种 B 族维生素和矿物质,中医学上认为茭白性味甘寒,有清热解毒、防烦渴、利尿等功效,同样具有明显的催乳效果。将茭白、猪蹄、通草同煮食用,有较好的催乳作用。

推荐菜品:茭白猪蹄汤。

5. 莴笋

莴笋分叶用和茎用两部分,都具有丰富的营养素,食用莴笋时最好不要将叶子丢弃。莴笋性味苦寒,有明显的通乳功效,产妇少乳时食用莴笋烧猪蹄,这样不仅可减少猪蹄的油腻,也比单用猪蹄汤有更好的催乳效果。

6. 丝瓜(络)

丝瓜络是一种中药材,又称丝瓜筋、丝瓜网,就是等丝瓜成熟发黄干枯后摘下,即为丝瓜络。

丝瓜络味甘、性寒,有通行经络、凉血解毒的作用,可治疗气滞血瘀引起的缺乳。临床对急性乳腺炎的产妇,中医建议将丝瓜络放在高汤内炖煮,可消除乳房包块,起到通调乳汁的功效。

应注意将新鲜丝瓜单纯煨汤达不到催乳的明显效果,将其与鲫鱼、猪蹄、腰花等食材一起煨汤,喝下后乳汁分泌旺盛,主要还是高汤的作用。

7. 豆腐

豆腐也是一种催乳食物,以豆腐炖鲫鱼,或是加红糖煮服,均可以生乳。同时豆腐具有益气合中、清热解毒、津润燥的功效,也适合便秘症产妇食用。

推荐菜品:明虾炖豆腐。

8. 黑芝麻

黑芝麻具有补肝肾、益精血、润燥肠的功效,有延年益寿的作用。同时现代营养研究表明黑芝麻含有大量的不饱和脂肪酸,富含卵磷脂,有利于宝宝大脑发育;含有优质蛋白质,其富含人体所需的多种必需氨基酸,能保证机体组织合成的需要;黑芝麻中的铁和维生素 E 有预防贫血、抗氧化等功效;丰富钙质有利于产妇骨骼健康。因此,服用黑芝麻对于产后肝肾不足、头晕耳鸣、大便干结、须发早白、奶水不足者,大有裨益。

推荐菜品:黑芝麻糊。

9. 花生

花生具有较好的催乳功效,同时对水肿、白带异常、贫血、肺燥咳嗽等病症也有良好的治疗作用。从现代营养学角度看,花生同样富含不饱和脂肪酸、卵磷脂,可改善血管健康,富含的必需氨基酸、钙、铁、维生素 E 等对产妇非常有益。此外,花生衣具有良好的止血作用,能加速血肿消退。

推荐菜品:花生红枣粥。

10. 木瓜

水果中具有通乳作用的首推木瓜,木瓜口感好,甜度低,其中木瓜酶有催乳发奶的功效,也是不错的美容佳品,特别适合需要瘦身的缺乳产妇食用。

推荐菜品:木瓜牛奶饮。

此外,鸡肉、牛肉、鸡蛋、牛奶、虾等动物性食物大多具有通乳的功效,可加工成汤羹类食用。蔬菜中如豌豆、萝卜、西红柿、莲藕、黄豆、绿豆芽等也有通乳作用,可荤素搭配食用。

二、产后催乳的主要药材

1. 针对气血不足的缺乳者常用补益气血的药材

(1)黄芪

(2)党参

(3)当归

(4)大枣

(5)山药

(6)芡实

(7)覆盆子

(8)川芎

2. 针对肝郁气滞的缺乳者常用疏肝理气、活血化瘀的药材

(1)王不留行

(2)穿山甲

(3)木通

(4)青皮

(5)香附

(6)陈皮

(7)丝瓜络

(8)郁金

📋 **技能要求 2**

催乳膳食的辨证应用

针对缺乳的产妇,一定要找出原因,方能辨证施食,明显改善缺乳状况。针对缺乳常见原因,具体施食如下。

一、补虚催乳药膳的配制

1. 适合缺乳产妇的证型

气血虚弱型。

2. 病因

乳汁为血所化,赖气运行。气血来源于饮食营养,脾为后天之本,是气血生化之源。若产妇脾胃气虚,营养吸收不足,或产后出血较多,以致气血亏虚,不能化为乳汁,导致乳汁产生减少甚至全无。

3. 临床表现

乳汁清稀、量少,乳房柔软,无胀感。面色少华,神疲,纳少,或有心悸、头晕,舌淡苔薄,脉细。

4. 配膳原则

补气、养血、通乳。

5. 食疗方

(1)猪蹄茭白汤

原料:猪蹄 250g,茭白 100g,生姜、大葱适量,盐、料酒适量。

做法:猪蹄洗净切块,加清水于砂锅内炖至熟烂,最后加入茭白片再煮 10 分钟,加入食盐调味即可。(如图 3-1 所示)

(2)木瓜鲫鱼汤

原料:青木瓜一个,鲫鱼一条,盐、料酒、葱姜适量。

做法:木瓜去皮切块,鲫鱼洗净,用油煎透,备用;锅内放水,放入煎好的鲫鱼,加入调味品,煮沸后倒入木瓜一起煲,看到汤汁变乳白色浓稠后加入葱花即可。(如图 3-2 所示)

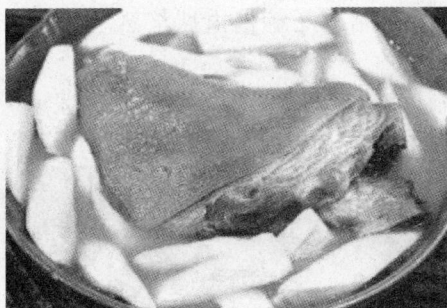

图 3-1　猪蹄荬白汤

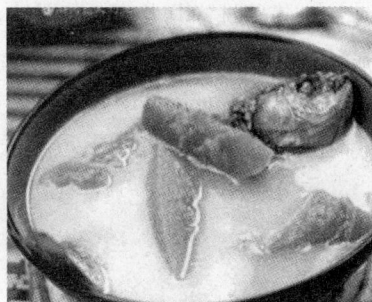

图 3-2　木瓜鲫鱼汤

（3）花生红枣粥

原料：花生仁 50g，糯米 100g，红枣 50g，冰糖 10g。

做法：将花生仁浸泡 2 小时，红枣去核，将花生米、红枣、糯米一起入锅熬成粥，等粥变黏稠后加入冰糖调味。（如图 3-3 所示）

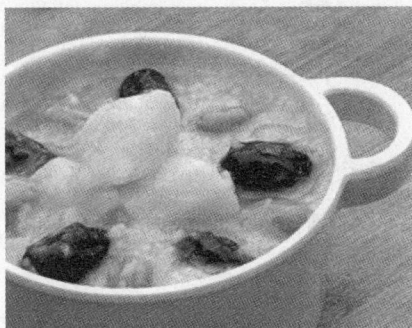

图 3-3　花生红枣粥

类似食疗方还有：莲藕猪脚章鱼汤、溜炒黄花菜猪腰、鲢鱼小米粥、金针菜豆腐瘦肉汤、木瓜烧带鱼、虾仁葱花鸡蛋汤、赤豆粥、豌豆羊肉、虾米粥等。

6. 药膳方

（1）黄花芪参瘦肉汤

原料：黄花菜 15g，黄芪、党参各 10g，瘦猪肉 200g，食盐少许。

做法：黄花菜水发洗净，黄芪、党参包入纱布，瘦猪肉切片。黄花菜、药包一同入锅，大火煮沸，下肉片，改小火煮 30 分钟，去药包，调味即可。（如图 3-4 所示）

（2）木通红枣猪蹄汤

原料：猪脚 2 只，木通 15g，红枣 5 个，米酒少许。

做法:猪蹄洗净切块,沸水漂洗,把全部原料加清水于砂锅内炖至熟烂,约煲 3 小时,加入食盐调味即可。(如图 3-5 所示)

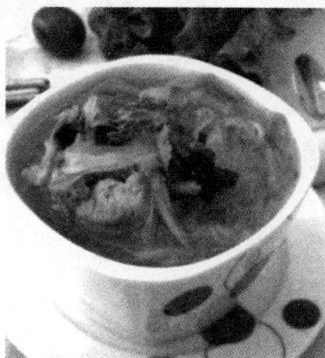

图 3-4　黄花芪参瘦肉汤

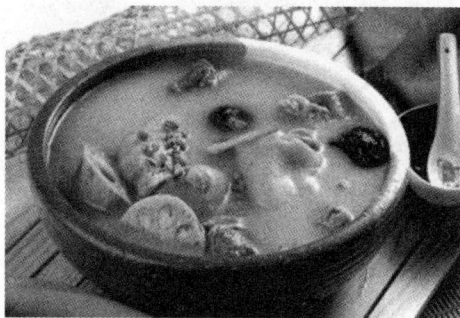

图 3-5　木通红枣猪蹄汤

(3)促乳汁甜汤

原料:生黄芪 15g,党参 12g,麦冬 10g,通草 6g,王不留行 10g,红糖 100g。

做法:将上述材料洗净,加水煎煮 50 分钟,加红糖,再煮 10 分钟,去渣,喝汤。

(4)甜酒酿油鸡蛋汤

原料:甜酒酿半碗,鸡蛋 2 个,植物油 10mL,红糖 30g。

做法:鸡蛋去壳打匀,加入红糖,拌匀。起锅加入植物油,倒入鸡蛋,翻炒,最后加入甜酒酿、清水,改文火煮,至熟即可。

(5)黄芪通草鸡

原料:黄芪 60g,通草 15g,子母鸡 1 只,调味品适量。

做法:子母鸡洗净,沸水焯烫,切大块,放入砂锅,加入洗净的黄芪、通草、细盐,旺火炖 20 分钟,改文火炖熟,起锅。

类似的药膳方还有:人参鸡、芪归猪蹄通行汤、鳖蹄枣姜汤、双红通草汤。

7. 注意事项

此类药膳以补虚为主,凡有实邪如外感发热或湿热内蕴者不宜服用。

二、疏肝解郁催乳药膳的配制

1. 适合缺乳产妇的证型

肝郁气滞型。

2. 病因

乳汁为血所化,赖气运行。肝主疏泄,若情志抑郁,肝气郁结,经脉不畅,日久生火,致乳汁运行不畅,易发生乳腺炎。

3. 临床表现

乳汁不行,或乳房结块,乳房胸胁胀痛,脘闷,纳呆,呃逆。情志抑郁,舌质暗红、苔薄黄,脉弦。

4. 配膳原则

疏肝、解郁、通乳。

5. 食疗方

(1)莴笋汤

原料:莴笋 3~5 棵。

做法:将莴笋茎和叶洗净切块,置砂锅内加清水煮熟,调味后食用。(如图 3-6 所示)

(2)通草猪肝汤

原料:猪肝 500g,金针菜 50g,通草 30g。

做法:将上述食材洗净放入砂锅加水适量煲汤。(如图 3-7 所示)

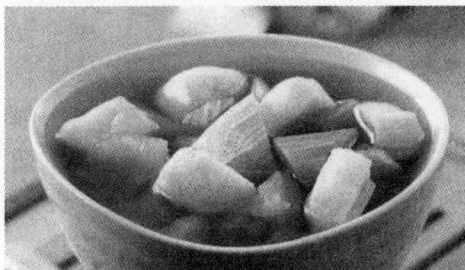

图 3-6 莴笋汤

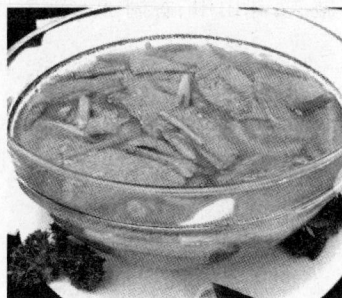

图 3-7 通草猪肝汤

(3)橙汁冲米酒

原料:新鲜橙子 2~3 个,米酒 1~2 小勺。

做法:将鲜橙子洗净去皮,切碎榨汁约半碗,温热后冲入米酒中调服。

类似食疗方还有豌豆粥、萝卜炖羊肉、豌豆炒鱼丁等。

6. 药膳方

(1)山甲炖猪蹄

原料:穿山甲、王不留行各 10g,木通、橘皮各 6g,猪蹄 2 只,食盐少许。

做法:将四味药包入纱布,猪蹄洗净剁块。一同入锅,大火煮沸,改小火煮至烂,去药包,调味即可。每日一剂,分2次食完。

(2)芎归炖穿山甲

原料:川芎9g,当归15g,穿山甲肉50g。

做法:穿山甲肉洗净切块,沸水漂洗,把全部原料加清水于锅内,隔水炖2～3小时,去渣后食用。

(3)茴香粥

原料:小茴香10g,粳米100g。

做法:先煎小茴香,去渣取汁,入粳米,小火煮为稀粥,趁热服用。

(4)丝瓜散

原料:老丝瓜一根,莲子适量。

做法:将莲子烧灰研细末,干丝瓜碾细面,混匀后成散剂备用。每日2次,每次6g,黄酒送服。连服数日。

(5)山甲香附粥

原料:穿山甲10g,香附12g,粳米50g,红糖适量。

做法:穿山甲、香附加水煎煮,去渣取汁,放入粳米,小火煮至粥烂,加入红糖调味。温服。

类似药膳方还有葱汁饮、虾米酒汤等。

相关药材如图3-8至图3-11所示。

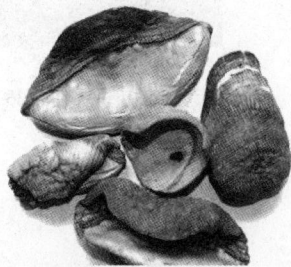

图3-8　穿山甲

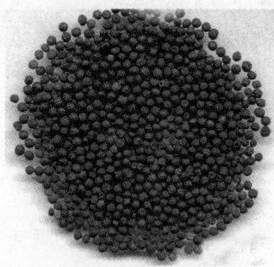

图3-9　王不留行

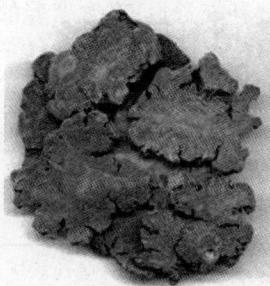

图 3-10 川芎

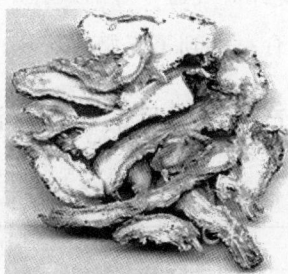

图 3-11 当归

技能要求 3

催乳食谱的编制

一、缺乳产妇满月里的一日食谱(见表 3-1)

表 3-1 缺乳产妇满月里的一日食谱

餐次	食谱	通乳食材和药材
早餐	双红通草汤 1 杯* 当归红糖蛋 1 碗 面包 1 个	红糖、红枣、通草
10 点点心	鲜牛奶 250mL	
中餐	大米饭 黄芪通草鸡* 莴笋炒肉片* 莲子猪肚 王不留行鸡蛋汤*	黄芪、通草、莴笋、王不留行、鸡
3 点点心	通草黄花菜猪蹄汤 1 碗	通草、黄花菜、猪蹄
晚餐	面食 葱花鲫鱼* 绿豆芽豆腐干炒肉丝 虾仁葱花鸡蛋汤*	鲫鱼、虾仁、鸡蛋
睡前点心	促乳汁甜汤 1 碗*	黄芪、党参、通草、王不留行、红糖

注:"＊"为有通乳作用的食疗方

此食谱主要针对气血亏虚的缺乳产妇,既通过补气益血、富含营养的食物调理了身体,又通过催奶食材达到了下奶的功效。

二、缺乳产妇满月后的一日食谱(见表3-2)

表 3-2　缺乳产妇满月后的一日食谱

餐次	食谱	通乳食材和药材
早餐	甜酒酿油鸡蛋汤* 赤豆粥* 小笼包子	红糖、甜酒酿、赤豆
10点点心	鲜牛奶250mL	
中餐	红枣米饭 赤豆烧鲤鱼* 莴笋炖猪蹄* 莲子猪肚 八宝鸡汤* 苹果1个	赤豆、鲫鱼、莴笋、猪蹄、鸡
3点点心	通草黄花菜猪蹄汤1碗*	通草、黄花菜、猪蹄
晚餐	面食 火腿鸽蛋* 绿豆芽炒肉丝*、油豆腐炒菜心 虾皮炒丝瓜*、八宝菠菜 橘子一个	鸽蛋、绿豆芽、丝瓜
睡前点心	促乳汁甜汤1碗*	黄芪、党参、通草、王不留行、红糖

注:"＊"为有通乳作用的食疗方

满月后乳汁分泌增多明显,应多增加催乳膳食,同时要多吃蔬菜与水果,防止过于油腻食物致胃火,伤了脾胃,性凉的蔬果非常适宜,特别是在夏天的产妇更应多食,同时可以补充维生素和微量元素。

此外,应注意产妇不宜每日大量食用高脂肪的浓汤来催乳,过多的脂肪导致产妇肥胖,也会通过乳汁影响宝宝,使宝宝易发生腹泻。

本学习单元1思考题

1. 请说出产妇缺乳的常见原因。

2. 请说出缺乳产妇的饮食调养原则。

3. 请说出缺乳产妇常见的症型。

本学习单元1实训练习题

1. 请结合中医辨证配制催乳食谱。

2. 请结合催乳食材或药材编制缺乳产妇的一日食谱。

（俞铮铮）

学习单元2　发热产妇的膳食指导与制作

学习目标

➢ 掌握发热产妇的饮食安排。

➢ 掌握发热产妇的月子餐制作。

知识要求

一、产妇发热

产妇产后3～4天，由于乳房充盈，乳汁排出不畅，体温会稍微升高，但一般不会超过38℃，而且随着奶水的排出，体温很快降至正常。这种发热均为正常生理现象，不属病态。但若发热持续不减，或者突然高热，而且伴有腹痛拒按，恶露不下，或者恶露量多，气味臭秽，咳嗽咽痛，烦渴便秘等症者，则称之为产后发热。

二、发热产妇的饮食安排

发热产妇一方面因为体温的升高，会消耗很多能量，另一方面，因为发热引起消化系统障碍，会导致食欲不振、消化不良等现象出现，因此对于发热的产妇如何在发热期间做好能量和营养素的补充及做好饮食安排至关重要。

发热期间总的饮食指导原则：高热量、高蛋白、高维生素、易消化的半流质或流质饮食，保证每天足够多的液体摄入。

三、参考食谱

体温在 37.3～38℃者,可进食软饭、面条、切碎煮熟的肉和菜,少食油炸油腻及辛辣刺激性食物。大量出汗产妇还可在饮水时加入少量的食盐,以感觉不到明显的咸味为宜。

体温在 38℃以上者,推荐食用鸡蛋羹、米粥、面条、肉末、豆腐、果汁,少食多餐,每日可进食 5～6 餐。

体温持续 39℃以上时推荐食用豆浆、米汤、肉汁、菜汁、果汁等流质,少食多餐,每天可进食 6～7 餐。

四、发热产妇的月子餐制作

产妇在坐月子期间身体处于一个特殊时期,除了补充足够的营养促进产后体力的恢复外,还要哺喂新生儿,加之发热还要额外消耗能量。因此,需要均衡的营养素,总计大约每日 3000 千卡热量的摄入。饮食上提供多量的汤汁、多样化的主食、丰富的水果蔬菜。由于产妇发热,伴有食欲不振、消化不良等现象的出现,因此,安排月子餐一般为每日 5～6 餐。结合产妇的口味,每日分为早、中、晚 3 次主餐和上午 10 点、下午 3 点各一次的加餐,少量多次进食煮熟的肉和菜等。

技能要求

发热产妇月子餐制作
——以黄花菜木耳拌豆芽为例

一、操作前准备

1. 物品采购:要选择没有或少有农药污染的绿色蔬菜,在正规商店里购买所需菜品。

2. 物品准备:生熟菜板、刀具、抹布要分开等。

3. 操作者准备:洗净双手,擦干。

二、操作步骤

步骤 1　绿豆芽洗净,黄花菜洗净、泡发,木耳洗净、泡发,切成丝。(如图 3-12 所

示）

步骤 2　生姜洗净，捣烂取汁，与米酒、麻油、酱油、醋、食盐一起搅匀，配成调味汁备用。

步骤 3　将黄花菜和木耳先放入沸水中焯熟捞出，再放入绿豆芽，保证绿豆芽中的维生素 C 的保留。捞出沥干水分后倒入盘内，加入调味汁适当调味即成。（如图 3-13 所示）

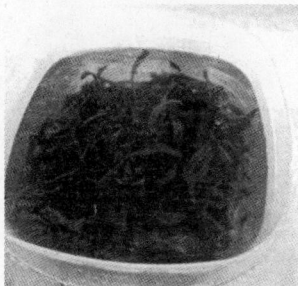

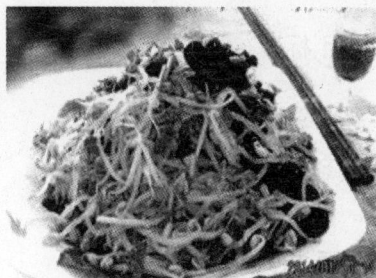

图 3-12　木耳切丝　　　　　　　图 3-13　加入绿豆芽

步骤 4　制作后处理

(1)将使用过的炊具清洗干净放回原处。

(2)将灶台灶具周围清理干净，清扫地面并用墩布擦干净。

(3)收拾好餐具，清洗干净。

本学习单元 2 思考题

1. 请说出产妇发热的饮食原则。

2. 请举例说明产妇发热的饮食参考食谱。

本学习单元 2 实训练习题

发热产妇的营养食谱制作。

（刘志杏）

第 2 节　新生儿喂养

学习单元 1　剖宫产产妇的哺乳指导

学习目标

➢ 了解剖宫产产妇的营养需求。

➢ 掌握剖宫产产妇的哺乳指导。

知识要求

一、剖宫产产妇营养需求

剖宫产产妇术后因有伤口,同时产后腹内压突然减轻,腹肌松弛、肠子蠕动缓慢,容易有便秘倾向,因此,剖宫产后饮食的安排与自然生产应有一定的差别,6～12 小时后宜服用一些流质的排气类食物(如萝卜汤等),以增强肠蠕动,促进排气,减少腹胀,并使大小便通畅。而易发酵、产气多的食物,如糖类、黄豆、豆浆、淀粉等,产妇要少吃或不吃,以防腹胀。

排气是剖宫产产妇可以进食的信号。当产妇排气后,饮食可由流质改为半流质,食物宜富有营养且易消化,如蛋汤、烂粥、面条等。而后依产妇体质,饮食再逐渐恢复到正常。

术后第一天,一般以稀粥、米粉、藕粉、果汁、鱼汤、肉汤等流质食物为主,分 6～8 次给予。在术后第二天,可吃些稀、软、烂的半流质食物,如肉末、肝泥、鱼肉、烂面烂饭等,每天吃 4～5 次,保证能量及各种营养素充足摄入。一般三天后,就可以吃普通饮食,这时要注意补充优质蛋白质,各种维生素和微量元素,可选用主食 7～8 两、牛奶 250～500mL,肉类 3～4 两、鸡蛋 1～2 个、蔬菜水果 1～2 斤、植物油 30g 左右,这样才能有效保证产妇和婴儿的营养充足。

充足的营养是顺利泌乳的前提条件,但大多数情况下,剖宫产后乳汁分泌不及自然分娩快。主要是因为母体没有经历自然分娩的过程,体内的泌乳素一时达不到迅速催乳的浓度。因此,要想加快乳汁的产出,最有效的"武器"是宝宝的吸吮。

二、剖宫产产妇的哺乳指导

剖宫产产妇由于伤口的原因,起初很难采取一般产妇的哺乳姿势,即横抱式,同时也很难采取标准的侧卧位,而哺乳姿势的不正确,使宝宝含乳姿势不标准,容易造成乳头疼痛或乳头皲裂,因此,对于剖宫产的产妇,学会正确的哺乳体位姿势,对宝宝和产妇都很重要。下面是两种剖宫产产妇常见的比较有效的体位姿势。

1. 床上坐位哺乳法

产妇背靠床头坐或半坐卧,将背后垫靠舒服。把枕头或棉被叠放在身体一侧,其高度约在乳房下边缘(产妇根据个人情况自行调节)。将宝宝的臀部放在垫高的枕头或棉被上,腿朝向产妇身后,产妇用胳膊抱住宝宝,使他的胸部紧贴产妇的胸部。妈妈用另一只手以"C"字形托住乳房,让宝宝含住乳头和大部分乳晕。

2. 床下坐位哺乳法

产妇坐在床边的椅子上,尽量坐得舒服,身体靠近床缘,并与床缘成一夹角。把宝宝放在床上,用枕头或棉被把他垫到适当的高度,使他的嘴能刚好含住乳头。产妇就可以环抱住宝宝,用另一只手呈"C"字形托住乳房给宝宝哺乳。

需要注意的是,最初正确的哺乳姿势,更大的意义就是在于让宝宝对乳头进行有效的吸吮,以促进泌乳反射及泌乳素的分泌,并且让宝宝适应和习惯妈妈的乳头;正确舒适的体位和宝宝衔乳姿势的正确,还能够增强产妇哺乳的信心,达到良性循环,使得乳汁更加充沛。

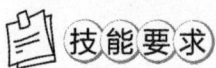

技能要求

剖宫产产妇哺乳指导
——床上坐位哺乳

一、操作前准备

1. 物品准备:干净的哺乳衣或纯棉睡衣一套。

2. 操作者准备:洗净双手,擦干。

二、操作步骤

步骤1　辅助产妇背靠床头坐或半坐卧,将背后垫靠舒服。

步骤2　把枕头或棉被叠整齐,放在产妇身体一侧,其高度约在乳房下边缘(产妇根据个人情况自行调节)。

步骤3　将宝宝横位交给产妇,帮助产妇将宝宝的臀部放在垫高的枕头或棉被上,腿朝向妈妈身后,妈妈用胳膊托住宝宝头颈部,使宝宝的胸部紧贴妈妈的胸部。

步骤4　妈妈用另一只手以"C"字形托住乳房,让宝宝含住乳头和大部分乳晕。(如图3-14所示)

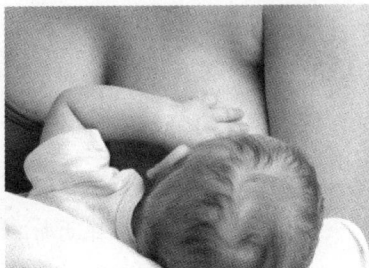

图3-14　哺乳姿势

本学习单元1思考题

1. 请说出剖宫产产妇的营养需求。

2. 请列举出剖宫产产妇床上坐位哺乳指导的方法。

本学习单元1实训练习题

剖宫产产妇床下坐位哺乳指导。

(刘志杏)

学习单元 2　吸奶和挤奶的指导

学习目标

➤ 掌握吸奶器吸奶和用手挤奶的方法。

➤ 掌握正确保存和使用母乳的方法。

知识要求

一、需挤奶的几种情况

一般来说,每次哺乳,两侧乳房交替进行,都能及时将乳汁吃空。但可能存在以下几种情况,乳汁未能及时排空,需要挤奶。

1. 宝宝是早产儿或者不会吸吮妈妈的乳头

当婴儿不能吸吮乳房或不能吸完乳房里的母乳时,产妇若要维持充足的奶量,就要自己动手挤出剩余乳汁,这不但可以让宝宝吃到宝贵的母乳,还能缓解胀奶给产妇带来的疼痛和压迫感。

2. 在比较特殊的情况下,需要暂停哺乳

如果医生建议产妇暂时停止哺乳,例如因为产妇正在服用可能会对宝宝有害的药物,或需要短期住院治疗,那么在产妇不能给宝宝哺乳的这段时间,挤出乳汁,可以继续帮助产妇保持充足的乳汁分泌量。

3. 想要坚持母乳喂养的上班妈妈

产妇想上班后仍坚持母乳喂养,把奶吸出来保存就显得更有必要了。这样产妇不在的时候,宝宝还能吃到母乳。也只有这样,才可促使乳汁分泌增多,并预防乳汁淤积引起乳腺阻塞造成乳腺疾病。

4. 乳头破裂或皲裂无法哺乳

乳头破裂或皲裂常常因疼痛而不能直接哺喂婴儿,不得已需要产妇挤出乳汁。

以上为常见原因,当然正常哺乳时宝宝未能吃空也应及时挤奶,防止乳汁淤积。因此,月嫂应指导产妇学会手工挤奶或恰当使用奶泵吸奶,将剩余乳汁尽量挤出或吸出,若不及时挤奶会造成两侧乳房大小不等。挤奶或吸奶时要注意正确方法,避免因手法不当引起乳房疼痛或损失。

二、挤奶的时间

维持充足奶量的最好办法是模仿新生儿吃奶的频率。一般 24 小时内至少挤 8～10 次奶。可以每 3 小时挤一次，或者白天每隔 2 小时挤一次，夜里隔较长时间每 5 小时挤一次。一般早晨乳汁充盈最旺盛，是挤母乳的最好时间，但如果宝宝晚上不再吃奶，晚上睡前挤奶也较好。

三、吸奶器的选择

所谓吸奶器，指的是用于挤出积聚在乳腺里的母乳的工具。吸奶器有电动型、手动型。手动型又分按压式、简易橡皮球吸式和针筒式。电动型还分单泵和双泵。吸奶器一般由罩杯、吸盘、容器三个部分构成。（如图 3-15 至图 3-19 所示）

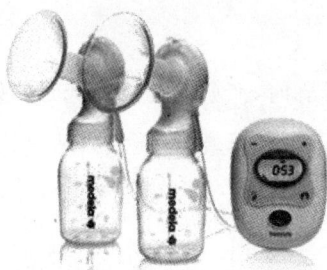

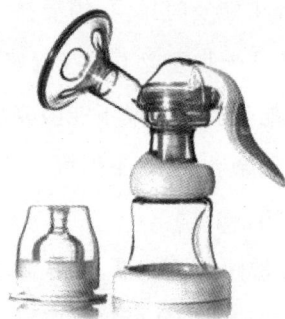

图 3-15　电动吸奶器　　　　图 3-16　按压式手动吸奶器

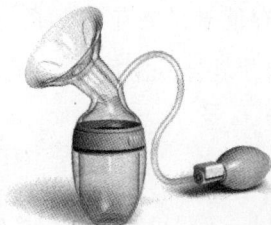

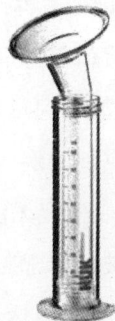

图 3-17　橡皮球吸式手动吸奶器　　　图 3-18　针筒式手动吸奶器

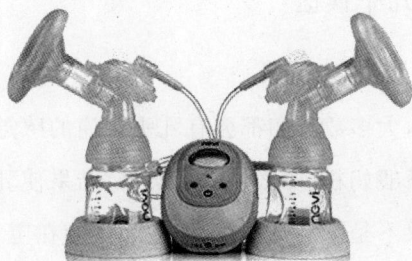

图 3-19　双泵电动吸奶器

1. 吸奶器的标准

(1)具备适当的吸力;

(2)使用时乳头没有疼痛感;

(3)能够细微地调整吸饮压力。

一般情况下,婴儿的吮吸压力是 60～100mmHg,但由于吸奶并不是单纯的拉张乳头,所以并不是只要选择吸力强的吸奶器就可以了。

2. 比较选择

很多产妇都会问哪种吸奶器更好的问题,其实手动型和电动型两种吸奶器操作起来各有利弊。手动吸奶器便于携带,使用方法简单,但因为手动操作,吸力和速度要靠自己掌控,所以比较费力,耗费时间比较长,吸空乳房通常需要 45 分钟左右。电动吸奶器一般带电源,携带不太方便,但它可以自然模仿婴儿吸吮节奏的快慢和吸奶量的大小,省力省时,一般 15 分钟即可吸奶完毕。如果想节约时间,也可以选择双泵的电动吸奶器,两侧同时进行,可以刺激更多催乳素的分泌,同时也节约了时间。

因此,选择适合的吸奶器,取决于打算使用的频率,以及能够在吸奶上花多少时间。如果产妇在全职工作,需要忙里偷闲地从工作中挤出时间来吸乳,那么需要使用全自动吸奶器;如果只是偶尔需要吸出一些乳汁,以便在外出的时候,可以让其他人帮助喂宝宝,那么只需要买一个便宜的手动吸奶器就足够了。

另外,每位产妇的乳腺都会有个体差异,电动需设置一个好的速度,如果使用不当,很有可能造成乳腺疼痛。所以一般吸奶器还是选择手动的比较好,因为手动型可以根据个人自己的需要调节速度,价格上也相对实惠些。

四、"挤奶"认识的几个误区

1. 误区一：用吸奶器代替宝宝吮吸

刚开始给宝宝喂奶时，大多数产妇都会有乳头疼痛的感觉，很多产妇因为怕痛很快就放弃了哺乳，要么给孩子喂奶粉，要么使用吸奶器，结果使乳腺无法得到及时疏通。

医生建议：妈妈们如果不是有特殊原因无法哺乳，应在宝宝一出生时就坚持母乳喂养。如果能坚持过最初那几天，妈妈的乳头通常很快能适应宝宝的吮吸。

2. 误区二：过度使用吸奶器也不会损伤乳头

有些产妇以为吸奶器是万能的，殊不知如果使用不当，吸奶器同样会损伤乳头。如果在乳腺管没有疏通的情况下使用吸奶器，反而可能越吸越堵。

医生建议：自然分娩的产妇在产后第二天、剖宫产产妇在产后第三天出现产后生理性乳胀，此时只要坚持让宝宝正确地吸吮，通常都能将乳腺管疏通。如果要用吸奶器，一定要首先保证乳腺管是通畅的。假如吸奶器已经造成乳头严重水肿，连手法按摩都要停止，只能先让乳头充分休息。还有，用吸奶器吸奶，时间不要过长，一般情况下，两边乳房加起来不要超过半小时。

3. 误区三：奶水过多不用人为挤出

还有一部分产妇奶水特别多，宝宝吃不完，却不懂得用吸奶器把多余的母乳挤出来。乳汁如果长时间堵塞在乳腺管内，容易滋生细菌，导致病理性乳胀，乳房摸上去感觉特别痛。此外，宝宝刚开始吃奶时，如果产妇乳房中积了太多奶，出现喷乳反射，导致孩子来不及吞咽，很容易呛到，或干脆拒绝吸奶。

医生建议：喂奶后应将多余的奶吸出，特别多奶的产妇可以在哺乳前先用吸奶器把前乳挤出来一些，等乳房稍微变软一些再让宝宝吮吸。如果哺乳后觉得乳房仍胀，感觉还有奶没有吃完，也可以用吸奶器将剩余的奶挤出来。

📋 技能要求 1

手动挤奶的指导

现在吸奶器挤奶非常方便，但是产妇最好还是要学习用手挤奶，以备不时之需，而且最好用的吸奶器还是比不上手挤的方便有力。

一、操作前准备

1. 准备用品,如清洁毛巾、乳垫、保存挤出母乳的奶瓶等,所有容器预先应消毒。

2. 清洁双手,防止细菌入侵引起感染。

二、操作步骤

步骤1　热敷乳房

热敷的目的是为了让乳房变软,表面潮湿。最常用的是热毛巾,但不能用滚烫的开水,宜用温开水来烫毛巾。太热的温度会让皮肤脆弱,后面按摩后容易破损皮肤。把温热的毛巾由乳头中心往乳晕方向环形擦拭,一侧15分钟,两侧轮流热敷。

步骤2　按摩乳房

热敷之后马上配合按摩乳房。

按摩乳房有以下手法:

环形按摩:双手置于乳房的上方和下方,以环形方向按摩整个乳房。

指压式按摩:双手张开,围住乳房,大拇指朝上,四指朝下,轻轻挤压乳房,由乳房向乳头移动。

螺旋形按摩:一手托住乳房,另一手食指和中指以螺旋形从乳房外侧向乳头方向旋转按摩。

重复上述按摩动作十几次。应注意按摩的方向一般都是从乳房外侧向乳头方向按,即顺着乳腺管的位置。按摩的力度要适度,过轻没有效果,过重可能把皮肤弄损。

步骤3　手动挤奶

(1)手指放置正确位置

产妇身体向前倾,乳房置于一清洁消毒用于存放母乳的杯子上方,拇指在上,其他手指在下面托住乳房,手握成"C"形,将拇指和其余四指夹住乳头下的乳晕处,手指平贴在乳房上。挤压的区域是以乳头为中心,半径约3cm的区域。轻压乳晕外部。(如图3-20所示)

(2)按压、推挤

做有规律的挤放动作,用拇指和其余四指同时向下施压,向胸壁处轻推,注意必须挤压乳晕外部,这样才能挤在乳晕下方的乳窦上。然后,用拇指和其余四指的指腹向乳头方向推动,压力从中指移向食指,将乳汁推挤出来,就好像是从一个大面团上揪下一块小面团一样。先压后挤,由轻到重,挤压时避免手指压得太深或太用力。避免用滑动

或按摩方式,以免造成皮肤红肿。(如图 3-21 所示)

　　保持一定的节奏,重复按压、推挤动作,注意在乳晕周围反复转动挤压,使每根乳腺管的乳汁都挤出来。每侧乳房大约挤奶 5 分钟,然后换到另一侧乳房,重复上述步骤。(如图 3-22 所示)

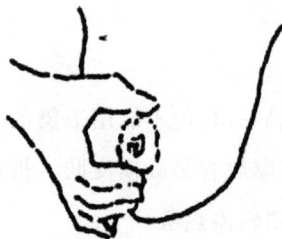　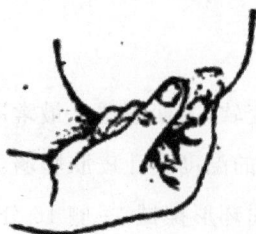　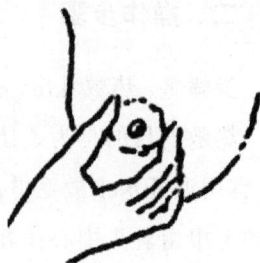

　　　图 3-20　放置　　　　　　　图 3-21　挤压　　　　　　　图 3-22　反复

　　步骤 4　储存挤出的奶

将挤出的乳汁倒入清洁的奶瓶内,盖紧瓶盖,加以冷藏。

三、注意事项

　　1. 姿势正确,乳房不会疼痛,若手法不当会引起乳房疼痛,如果感觉到痛表明动作有误,应立刻停止,重新调整姿势或询问挤奶方法是否有误。

　　2. 挤奶是一项需要学习的技巧,经过练习可以提高挤奶效果,妈妈原来是习惯于宝宝吸吮时的喷乳反射,因此应在心理和生理两方面进行自我调整。

　　3. 身体越放松挤奶就越容易,挤奶时可以让宝宝躺在您的身边,或在身边摆上一张宝宝的照片,这样会有助于妈妈放松挤奶。产妇应选择一个能放松的私密环境进行挤奶。切忌挤压乳头,因为挤压乳头并不会促使奶水流出。

技能要求 2

吸奶器挤奶的指导

一、操作前准备

　　1. 准备用品,如清洁毛巾、乳垫、吸奶器等。所有容器应预先消毒。

2.清洁双手,防止细菌入侵引起感染。

二、操作步骤

步骤1 热敷、按摩乳房

此步骤同前手动挤奶的步骤。

步骤2 使用吸奶器吸出乳汁

产妇找到一个较为舒适的椅子坐下靠好,将身体稍微前倾,将吸奶器的广口罩杯贴合乳房,把乳头放在罩杯中心,紧贴周围皮肤,使其严密封闭。拉开外筒或按压手柄或挤压橡皮球,挤压和放松数次,几次后乳汁开始流出(如图3-23所示)。一般情况吸出60～120mL乳汁需要10分钟。

如果是电动吸奶器,从最低速挡开始,逐渐提高速挡,直到调节到觉得最舒服的高挡为止。

步骤3 储存吸出的奶

将吸奶器的容器部分拿下,倒入清洁的奶瓶内,盖紧瓶盖,加以冷藏。

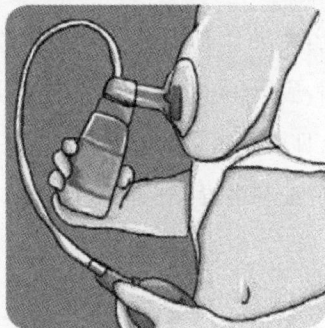

图3-23 按压手柄

三、注意事项

1.按照符合自身情况的吸力进行吸奶,在乳房和乳头有疼痛感的时候,请停止吸奶。

2.可经常更换吸奶器在乳房上的位置,以刺激乳腺。

3.每次使用吸奶器前请拆卸所有组件,用洗碗机或中性洗涤剂将其刷洗干净,请勿使用杀菌剂或去污剂,然后放入蒸汽消毒器来消毒或在沸水中煮上五分钟即可。

技能要求 3

母乳储存和使用指导

吸出的乳汁要立刻密封,放入冰箱冷藏或冷冻。乳汁是宝贵的体液,当产妇从乳房里为宝宝挤出乳汁后,如何储存母乳是重要的问题。母乳中含有丰富的营养素和其他各种活性成分如抗体,因此,如何不影响母乳的营养成分及抗体的品质是考虑储存方法是否适宜的主要要求。研究表明,人乳的抗菌特性有助于延长母乳的保鲜时限,具有抑制宝宝肠道细菌生长的活性细胞和抗体也能在乳汁储存时发挥抑菌作用。

一、储存容器

塑料瓶容器是适宜冷冻的存储母乳最理想的工具(如图 3-24 所示)。密封性能要良好,要有密闭的瓶盖。玻璃制品和金属制品会让母乳中的活性因子吸附在上面,降低最终给到宝宝的母乳的养分,所以要尽量避免。现在市场上的母乳储存杯可以借助转换器直接将杯子接在吸乳器上,将乳汁直接吸入杯内,非常方便(如图 3-25 所示)。收集乳汁时注意不能将瓶子装满,应留一些空间防止母乳冷冻后膨胀。吸乳完成后,取下吸乳器,拧上防漏的盖子,贴上日期和容量的标签即可。注意集乳瓶和奶瓶相同,可以重复使用,每次用完必须谨慎清洗和消毒,避免残留奶水让细菌有机可乘,并在使用前晾干。

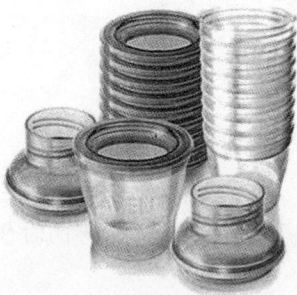

图 3-24　塑料母乳储存杯　　　　　　图 3-25　直接连接吸奶器

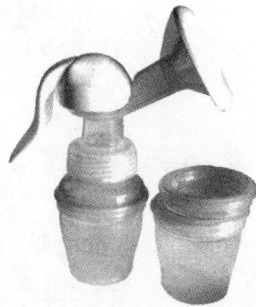

塑料集乳袋(如图 3-26 所示)则专为冷冻母乳而设计,它所占冷冻空间较小,且使用比较方便。这种集乳袋也可以直接套在挤奶器上,方便收集母乳。但这种塑料袋的

储存容器比较容易破损或撕裂，因此最好能套双层，以防意外破损。注意在封袋前将空气挤出，同样留有空间让母乳冷冻后膨胀。必须留意的是，集乳袋是消耗品，只要装过母乳就必须抛弃，设计上不能重复使用，以免乳汁受到感染。

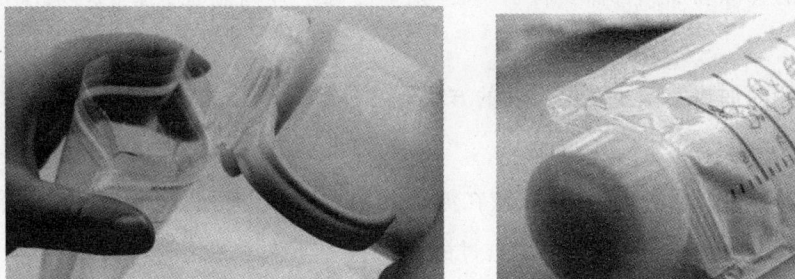

图 3-26 塑料集乳袋

二、储奶容积

每个容器一般装 60～120mL 的母乳，即约宝宝一顿的量。这样的量既避免浪费，又方便解冻。

三、标识时间

在每个容器的瓶上要标识母乳挤出的日期。

四、储存时间

母乳可以存放多久取决于存放环境和存放温度，具体可以参照表 3-3。

表 3-3 母乳存放的时间

存放环境	存放温度	存放时间
室温	15℃	24 小时
室温	19～22℃	10 小时
冰箱冷藏室	0～4℃	8 天
冰箱冷冻室	温度不定，受影响大	2 个星期
独立冷冻室	温度不定，受影响较小	3～4 个月
只做冷冻用途的冷冻室	−19℃	大于 6 个月

一般为保证乳汁不变质，已吸取的乳汁最好立即冷藏，冷藏的母乳较冷冻的母乳要好，冷冻后某些抗体可能会丧失。冷冻母乳在解冻后最好全部饮用完，最多可以在冰箱内再存放 24 小时，超过 24 小时应丢弃，解冻后的母乳不宜再次冷冻。此外，不要将新

鲜的乳汁和储存的乳汁混合使用。

五、储存母乳的使用

人乳的解冻和加热都需要特别小心,正如冷冻一样高温也会影响母乳中的许多有益成分。

比较好的加热冷藏或冷冻母乳的方法有三种:

1. 隔水烫热法

如果是冷藏母乳,可以将容器放在流动的冷水中,逐渐增加水温,加热母乳至合适的喂养温度,或将容器直接放在加热过的温水里。水温一般控制在40℃。浸泡时,要时不时地晃动容器使母乳受热均匀。(如图3-27所示)

如果是冷冻母乳的话,要在使用前一天的晚上在冰箱冷藏室中解冻,或室温下直接解冻。然后再像冷藏母乳一样烫热。冷冻母乳不可以在锅里直接加热,或在沸水中进行加热,这会改变乳汁的组成结构,破坏有价值的营养物和抗体。

2. 温奶器加热

把温奶器的温度设定在40℃,隔水加热母乳,温度更容易掌握。

3. 恒温调奶器

使用恒温调奶器,温度设定在40℃,加热母乳。

储存过的母乳会分解,看上去有点发蓝、发黄或者发棕色,这都是正常现象。如果是冷冻的母乳,可能会分成乳水和乳脂两个层次,这也是分解的正常现象。因此,在加热后喂食前,先轻轻摇匀乳水和乳脂,将其混合均匀就可以了。(如图3-28所示)

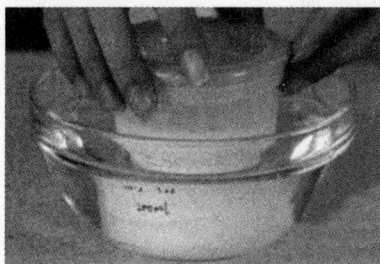

图3-27 放入温水中加热

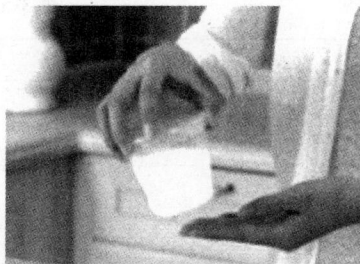

图3-28 轻轻摇匀

六、储奶和用奶的细节步骤

1. 先将宝宝一次喝奶所需的量装入集乳袋(或瓶)内。分成小份60~120mL存放。不要装得太满,给容器留点空隙。

2. 密封,然后贴上标签,写上日期及容量,放凉后置于冰箱保存。应避免放在冰箱门上,以免冰箱门温度不稳定,乳汁容易变质。

3. 可将母乳袋用保鲜膜包好,放在独立的保鲜盒或密封袋内,再放入冷冻柜,可避免受到其他食物影响,破坏乳汁的新鲜度。

4. 冷冻乳汁食用前先冷藏解冻(冷藏时应放在冰箱内层),或直接放在室温下解冻。

5. 直接以袋子隔温水加热,或将解冻的母乳倒入奶瓶隔水加热回温。不可用微波炉或煮沸法来加热母乳,以免破坏乳汁的营养成分。

6. 应轻轻摇晃,让乳汁及脂肪混合均匀。

7. 解冻后的母乳勿再次冷冻,应在一天 24 小时内食用完,以免乳汁变质。

8. 集乳袋使用后应丢弃,集乳瓶使用后应清洁消毒。

七、注意事项

1. 不要将新鲜的母乳和冷藏冷冻的母乳混合放在一起喂哺。

2. 将冷藏的母乳解冻或者连容器放在一碗温水里面,温一温后才用来喂哺。一旦解冻后,就应在 24 小时以内使用。

3. 不要对已解冻的乳汁进行再次冷冻。

4. 不要用微波炉来加热母乳,因为微波炉无法均匀地温热液体,可能会烫伤宝宝的口舌。如果加热过度,可能会破坏母乳所含的一些营养物质。

本学习单元 3 思考题

1. 请说出手动挤奶和电动挤奶各自的利弊。

2. 请说出母乳在储备中的注意事项。

3. 请说出冷冻奶如何正确食用。

本学习单元 3 实训练习题

请结合技术要点训练手动挤奶技巧和电动吸奶器的使用技巧。

(俞铮铮)